Dauerträger und Dauerträgerbehandlung

bei infektiösen Darmerkrankungen.

Von

Paul Haussner.

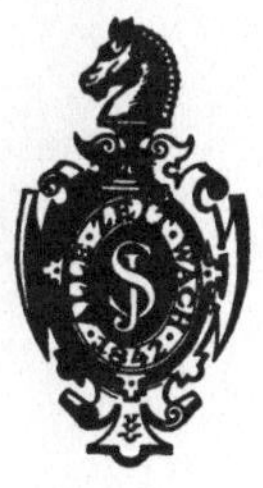

Springer-Verlag Berlin Heidelberg GmbH

1913.

Sonderabdruck aus:

Ergebnisse der inneren Medizin und Kinderheilkunde,

Band X.

ISBN 978-3-662-24354-1 ISBN 978-3-662-26471-3 (eBook)
DOI 10.1007/978-3-662-26471-3

Dauerträger und Dauerträgerbehandlung bei infektiösen Darmerkrankungen.

Inhaltsübersicht.

Nur auf wenigen Gebieten sind in den letzten Jahrzehnten so gewaltige Fortschritte gezeitigt worden als auf dem der Seuchenbekämpfung. Gab uns doch die bis ins feinste ausgearbeitete Kochsche Methodik Mittel in die Hand, die Erreger infektiöser Prozesse in einer vorher nie geahnten Weise aufzuspüren. Dazu kam, daß infolge des wachsenden Interesses der maßgebenden Behörden und Volksvertretungen für die Wichtigkeit der Seuchenbekämpfung auch die entsprechenden Mittel zur Verfügung gestellt wurden.

So sind denn schon beachtenswerte Erfolge erzielt worden: Epidemien, die in den Nachbarländern wüteten und in früheren Zeiten ganz sicher eingeschleppt worden wären und in unserem Vaterlande Verbreitung gefunden hätten, sind durch die neuzeitliche Seuchenbekämpfung nachweislich hintangehalten worden. Trotzdem können wir ohne Bedenken sagen, daß wir uns immer noch in den ersten Stadien rationeller Bekämpfung der Infektionskrankheiten befinden, besonders im Hinblick auf die endemischen Seuchen, d. h. auf diejenigen, die im Lande selbst heimisch sind.

Robert Koch hatte als Erster den großzügigen Plan gefaßt, auch diese Seuchen durch systematisches und epidemiologisch richtiges Vorgehen auszurotten, und er hat ihn, wie allgemein bekannt, in die Wege geleitet.

Immerhin sind gerade bei den Endemien die Schwierigkeiten, die sich einem derartigen Vorgehen entgegenstellen, außerordentlich große, und in der letzten Zeit wurde man sich deren erst sozusagen voll bewußt dadurch, daß allenthalben in beinah beängstigender Menge „Bacillenträger" aufgefunden wurden, Personen, die, ohne selbst krank zu sein, dauernd virulente Krankheitserreger ausscheiden und so für ihre Umgebung eine stete Gefahr bilden. Die von R. Koch vor allen Dingen betonte Anschauung, daß vornehmlich der Mensch als Verbreiter der Infektionen anzusehen ist, wurde durch das Auffinden der Dauerträger in ganz besonderer Weise bestätigt.

Nachdem nun in einer ganzen Reihe von Fällen, speziell bei Typhus, sichergestellt worden war, daß tatsächlich Epidemien durch Dauerträger verursacht worden sind, erhoben sich eine Reihe wichtiger Fragen: Was soll mit diesen Personen geschehen? Ist ihr Zustand heilbar? Sind sie selbst gefährdet? Können sie in ihrer Bewegungsfreiheit beschränkt werden, oder welche sonstigen hygienischen und prophylaktischen Maßnahmen sind ihnen gegenüber am Platze?

Alles dieses waren Fragen, die sich unmittelbar aufdrängten, Fragen, deren Beantwortung sofort von zahlreichen Forschern nach Möglichkeit in Angriff genommen wurde. Das wertvolle Material dieser Studien findet sich in den verschiedensten Zeitschriften verstreut, und ich habe es mir zur Aufgabe gemacht, es einmal zu sammeln und nach ganz bestimmten Gesichtspunkten geordnet einheitlich darzustellen. Hierbei standen mir überdies eine Reihe eigener epidemiologischer Beobachtungen sowie experimentelle Forschungen zur Verfügung. Vor allem habe ich die von hygienischer Seite bisher recht vernachlässigte Frage einer rationellen Toilette des Anus zum Gegenstand experimenteller Studien gemacht.

Die Bacillenträgerfrage ist, wie aus dem Gesagten bereits hervorgeht, für alle Zweige der Medizin von Wichtigkeit geworden. Der beamtete Arzt, der Arzt in Irrenanstalten, der Krankenhausarzt muß ihr nicht minder seine Aufmerksamkeit zuwenden wie der Arzt der Familie.

Das Dauerträgertum. Nomenklatur.

Während dem Dauerträgertum auf dem Typhusgebiete besonders in den letzten Jahren Interesse gewidmet worden ist, war das Vorkommen von Dauerträgern bei anderen Infektionskrankheiten, bei denen die Nachweismethoden der Erreger schon vorher zu besonderer Feinheit ausgebildet waren, seit langem Gegenstand eingehenden Studiums. So wurde vor allem die von C. Flügge vertretene Ansicht, daß der Mensch das Ausschlaggebende bei der Verbreitung der Diphtherie sei, leblose Dinge aber hierbei nur eine geringe Rolle spielen könnten, durch zahlreiche Arbeiten seiner Schüler gestützt. So fand Kober bei Diphtherierekonvaleszenten lange Zeit lebende Diphtheriebacillen, während Weichardt zeigen konnte, daß nur in allernächster Nähe von Diphtheriekranken an unbelebten Gegenständen lebende Diphtheriebacillen nachzuweisen sind. Durch die Auffindung der Serumplatte hatte Löffler der Bakteriologie einen guten differenzierenden Nährboden für Diphtherie geschaffen.

Dagegen fehlte vorläufig ein solcher zur Differenzierung des Typhus von typhusähnlichen Keimen in den Excreten. Die Isolierung der Keime mittels der Gelatineplatte war mühsam, und zweifellos sind in den früheren Jahren manche Keime für Typhusbacillen gehalten worden, deren Bestimmung der heutigen Kritik nicht standhalten würde.

Das gilt vor allen Dingen von den ersten bakteriologisch untersuchten Fällen von sog. Typhussepticämie.

Karlinski, Banti, du Cazal, Meunier und Kühnau beschrieben zuerst derartige Typhussepticämien.

Chiari und Kraus waren die ersten, die eine größere Zahl dieser atypischen Typhusfälle zusammenfassend behandelten, allerdings zu einer Zeit, in der man die serodiagnostischen Methoden noch nicht in dem Maße wie jetzt zur Differenzierung der gefundenen Bacillen heranzuziehen wußte. Erst im Jahre 1901 wurden bei einem derartigen atypischen Typhusfall von Schmorl und Weichardt Typhusbacillen aus allen Körperorganen gezüchtet und die Kulturen mittels hochwertigen Typhusserums identifiziert. Bei derartigen atypischen Typhusfällen fehlen die Darmerscheinungen oft ganz, während die allgemein septischen Affektionen sehr auffällig sind. Die Fälle werden deshalb klinisch kaum erkannt. Diese Patienten gehen oft ziemlich rasch unter fieberhaften Erscheinungen zugrunde. Weichardt schließt deshalb die Beschreibung seines im Jahre 1901 genauer studierten Falles mit folgenden Worten: „Einen solchen Typhus aber nicht zu übersehen und dabei die zur Verhütung seiner Weiterverbreitung wichtigen Maßregeln nicht zu unterlassen, scheint mir besonders vom hygienischen Standpunkte sehr wichtig. Sind doch Fälle, wie der beschriebene, sicherlich überaus geeignet zur leichten und raschen Verbreitung der Krankheit. Denn da, wie wir gesehen haben, die typischen Symptome des Typhus abdominalis fast sämtlich fehlen, so wird der Kranke auch nur in seltenen Fällen für typhusverdächtig gehalten werden. Ja sogar pathologisch-anatomisch wird nur durch ausgedehnte bakteriologische und histologische Untersuchungen das ätiologische Moment der Krankheit aufzufinden sein."

Es wurde also schon damals zum erstenmal auf die Gefährlichkeit derartiger Individuen, die in allen Organen Typhusbacillen beherbergen, ohne klinisch erkennbar typhuskrank zu sein, hingewiesen.

Mir erscheint es nach unserer heutigen Kenntnis nicht ausgeschlossen, daß es sich bei manchem dieser Fälle um Dauerträger handelt, bei denen die mangelhaft aus dem Körper ausgeschiedenen Bacillen eine das Leben gefährdende Ausbreitung in allen Organen gewinnen. Ich werde im Kapitel über die Selbstgefährdung der Dauerträger und bei der Besprechung angeblicher Wurstvergiftungen nochmals darauf zu sprechen kommen.

Was nun solche Dauerträger selbst anbetrifft, also Personen, die ohne erkennbar krank zu sein, Typhusbacillen ausscheiden, so war deren Erkennung erst möglich, als es gelang, Nährböden zu finden, auf denen die Typhusbacillen ohne zu große Mühe von den typhusähnlichen unterschieden werden können. Mittels des Drigalski-Conradi-Nährbodens, des Endo- und Malachitgrünagars und anderer ist ja mit Hilfe hochwertiger Immunsera eine derartige Differenzierung im Stuhl und Harn nicht mehr allzu schwer durchführbar. So fanden sich denn, genau wie bei der Diphtherie Individuen, die noch lange Zeit nach überstandener Krankheit echte Typhusbacillen ausschieden.

Fornet schlägt vor, diese Personen als Typhus(bacillen)-Ausscheider zu bezeichnen. Bald fanden sich aber auch Individuen, die ohne merklich krank gewesen zu sein, Typhusbacillen in den Excreten ausschieden. Nach der Fornetschen Nomenklatur sollen diese Personen Typhusbacillenträger genannt werden. Scheiden die Individuen kürzere Zeit als 3 Monate aus, so sind es „temporäre“ Typhusausscheider, bzw. -träger. Dauert die Ausscheidung länger als 3 Monate, so werden sie „chronische“ Ausscheider oder Träger genannt. Sehr bezeichnend ist der von Fornet gewählte Ausdruck der „Typhuswirte“ für alle solche Personen, die Typhusbacillen ausscheiden, gleichviel ob sie vorher eine erkennbare Typhuserkrankung durchgemacht haben oder nicht. Übrigens findet man bei Durchsicht der Literatur, daß eine allgemeingültige Nomenklatur nicht regelmäßig angewendet wird.

Verteilung der Dauerträger in der Bevölkerung.

Zunächst interessiert uns die Frage, ob nach überstandenem Typhus der Organismus häufig nicht in der Lage ist, die eingedrungenen Keime bald gänzlich auszuscheiden oder ob der Zustand des Dauerträgertums eine nur seltene pathologische Erscheinung ist. Zahlreiche Autoren beschäftigen sich mit der Frage, wieviel von denen, die den Typhus überstanden haben, zu Dauerträgern werden. Ihre Resultate seien hier in Tabellenform zusammengestellt:

Prozentzahl der Typhuserkrankten, die zu Dauerausscheidern wurden:

Autor	Proz.	Bemerkungen
Hetsch	4,62	2,47 Proz. Dauerausscheider, 2,15 Proz. Bacillenträger. Jahr 1908
Fornet	0,9	
Schneider	3,0	„ 1903 bis 1905
Kayser	5,0	„ 1903 bis 1905
Park	5,0	
Kirchner	5,0	
Frosch	2,47	Beobachtung in 3 Jahren an 6708 Typhuskranken. 2,15 Proz. temporäre Träger
Klinger	1,7	Jahr 1903 bis 1905. (482 Typhuskranke)
Lentz	4,0	
Gg. Mayer		1 Tr. auf 4 Kr. Jahr 1903 bis 1907 119 Dauerausscheider, 113 temporäre Ausscheider (930 Typhusfälle)
Brion und Kayser	1,5	200 klinisch behandelte Typhusfälle.
Conradi	6,0	400 Fälle
Brückner	5,2	212 untersuchte Erwachsene

Einen weiteren recht belehrenden Einblick in die Verbreitung der Dauerträger in der Bevölkerung gibt eine von Klinger zusammengestellte Tabelle, die hier ebenfalls wiedergegeben werden soll (s. S. 10).

Der Autor versteht hier unter Dauerträgern solche Personen, bei denen Typhusbacillen mindestens 3 Monate lang nachgewiesen werden konnten. Man sieht aus der Tabelle, daß bei jugendlichen Personen die Neigung, Typhusbacillen lange nach der Erkrankung auszuscheiden,

	Dauerträger							Vorübergehende Träger						
	mit			ohne				mit			ohne			
	vorausgegangenem eigenen Typhus							vorausgegangenem eigenen Typhus						
	männl.	weibl.	zus.	männl.	weibl.	zus.		männl.	weibl.	zus.	männl.	weibl.	zus.	
0—2	—	—	—	—	—	—	—	1	3	4	3	2	5	9
2—5	1	—	1	1	—	1	2	1	2	3	4	6	10	13
5—10	1	2	3	—	1	1	4	4	9	13	11	11	22	35
10—15	—	1	1	—	2	2	3	3	2	5	8	5	13	18
15—20	2	4	6	—	—	—	6	2	11	13	4	10	14	27
20—25	4	4	8	—	3	3	11	9	5	14	2	3	5	19
25—30	1	13	14	1	3	4	18	2	6	8	5	7	12	20
30—35	2	21	23	1	2	3	26	—	3	3	2	4	6	9
35—40	3	18	21	—	6	6	27	2	9	11	6	1	7	18
40—45	6	21	27	—	3	3	30	1	6	7	3	2	5	12
45—50	1	18	19	—	2	2	21	—	1	1	2	4	6	7
50—55	4	12	16	1	3	4	20	2	1	3	2	3	5	8
55—60	1	7	8	—	6	6	14	3	3	6	1	1	2	8
60—65	2	13	15	1	2	3	18	—	—	—	1	—	1	2
65—70	2	3	5	—	1	1	6	—	—	—	—	—	—	1
70—75	—	—	—	—	2	2	2	—	—	—	—	—	—	—
75—80	2	3	5	—	1	1	6	—	—	—	—	—	—	—
80—85	1	1	2	—	—	—	2	—	—	—	—	1	1	1
?	—	2	2	—	2	2	4	1	—	1	1	2	3	4
Summa:	33	143	176	5	39	44	220	31	61	92	58	61	119	211

eine viel geringere ist, als bei älteren Individuen. Auch geht schon aus dieser Tabelle die vorwiegende Neigung des weiblichen Geschlechtes zum Dauerträgertum hervor. Instruktiv in bezug auf die Verteilung der Typhusträger auf die verschiedenen Altersklassen ist folgende Darstellung A. Klingers.

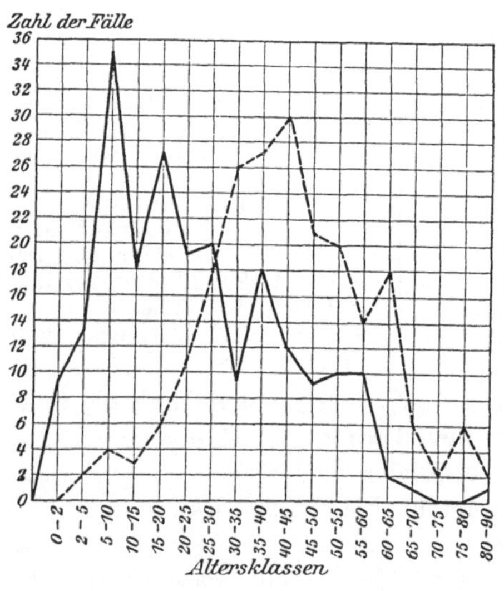

—— Vorübergehende Träger. - - - Dauerträger.

Auch aus diesen Kurven geht wiederum hervor, daß in den späteren Lebensaltern die Neigung zum dauernden Ausscheiden von Typhusbacillen eine viel größere ist als in den jüngeren Jahren. Zwischen 40 und 45 Jahren ist das Maximum der Kurve für die Dauerausscheider erreicht. Die Kurve der nur vorübergehenden Träger jedoch hat ihren Gipfelpunkt zwischen dem 5. und 10. Jahre und fällt mit dem Alter ständig ab. Dies wird auch durch die Angaben Froschs bestätigt. Er findet bei Kindern bis zu 15 Jahren nur 4 Proz. Dauerträger, dagegen 35 Proz. Bacillenträger.

Gg. Mayer fand bei 119 Dauerausscheidern (über 3 Monate) 25,2 Proz., bei 113 temporären Ausscheidern (unter 3 Monaten) 57,4 Proz. Kinder bis zu 15 Jahren.

Recht wichtig ist es auch, darüber orientiert zu sein, wie lange im allgemeinen nach überstandenem Typhus eine Ausscheidung von Bacillen bei zum Dauerträgertum disponierten Personen erfolgt. In dem Bericht des Reichskommissars von 1906 finden sich folgende Angaben:

Bei einer Gesamtzahl von 2080 Typhuskranken war die Dauer der Ausscheidung:

10 Wochen bis 3 Monate	144,	= 2,15 Proz. aller Kranken.
3 Monate bis 1 Jahr	64	166 = 2,47 Proz. aller Kranken.
1 Jahr bis 3 Jahre	87	
1 Jahr bis $3^1/_2$ Jahre	15	
	310	

Ja, es ließ sich bei einigen Personen durch frühere Angaben und durch epidemiologische Schlüsse beweisen, daß ein Dauerausscheidertum schon seit einer großen Reihe von Jahren bestand:

4 bis 9 Jahre bei 14 Personen.
10 „ 20 „ „ 6 „
21 „ 30 „ „ 5 „
25 Personen = 15 Proz. der Gesamtsumme der Dauerträger.

Gg. Mayer beobachtete seit 1. Oktober 1903 bis 1. Oktober 1907 bei 127 Dauerträgern eine Ausscheidungsdauer von:

Bis zu $^1/_2$ Jahr bei 56 (20 Paratyphus) Personen.
$^1/_2$ bis 1 Jahr bei 38 (13 „) „
1 „ 2 Jahre bei 16 (3 „) „
2 „ 4 Jahre bei 17 (3 „) „

Nach den Angaben der Träger ließ sich auf eine Dauer der Ausscheidung bereits seit

4 bis 9 Jahren bei 11 (1 Paratyphus) Personen
10 „ 20 „ „ 4 (1 „) „
20 „ 30 „ „ 2 „

schließen. 16 Dauerträger wollen niemals Typhus oder Paratyphus durchgemacht haben.

Was nun die vorwiegende Beteiligung des weiblichen Geschlechtes am Typhusdauerträgertum anbetrifft, so sind die Angaben der verschiedenen Autoren, die diesen Befund übereinstimmend erheben konnten, in folgender Zusammenstellung angeführt.

		männlich	weiblich	Kinder
Klinger, Frosch	von 211 Bacillenträgern	42,2 Proz.,	57,8 Proz.,	
	„ 220 Dauerträgern	17,3 „	82,7 „	
Forster	„ 134 Bacillenträgern	29,0 „	45,0 „	26 Proz.
	„ 173 Dauerträgern	17,0 „	79,0 „	4 „
Gg. Mayer . .	„ 113 Bacillenträgern	45,1 „	54,9 „	
	„ 119 Dauerträgern	34,5 „	65,5 „	
Lentz	75 Proz. weibliche 25 Proz. männliche Dauerträger			
Kayser	66²/₃ „ „ 33¹/₃ „ „ „			
Klinger	3 männliche auf 9 weibliche Dauerträger, 6 männliche auf 5 weibliche Bacillenträger			

Nach der Zusammenfassung des Reichskommissars ergibt sich für 1906:

Gesamtzahl der Typhuserkrankungen 2080
davon Männer . . . . 938 = 45,1 Proz.
verheiratete und unverh. Frauen . . 454 = 21,82 „
Kinder . . . . 688 = 33,0 „

Von den erkrankten 454 weiblichen Personen waren

314 = 69,1 Proz. Hausfrauen
56 = 12,3 „ Dienstmädchen.

Da nun von sämtlichen Typhuskranken, die zu Dauerträgern werden, der größte Prozentsatz Frauen sind und nach der obenstehenden Zusammenstellung 81,4 Proz. aller typhuskranken Frauen, Hausfrauen oder Dienstmädchen sind, so ergibt sich, daß die meisten Dauerträgerinnen im Haushalt tätig sind, ein Umstand, dem wir noch bei der Besprechung über die Verbreitung von Epidemien sehr oft begegnen werden.

Nach dem zusammenfassenden Berichte des Reichskommissars für die Jahre 1903 bis 1907 betrug die Zahl der Typhuserkrankungen

1904	3491
1905	2625
1906	2473
Die ersten 32 Wochen von 1907	928
Summa	9517

Bis 1. April 1904 wurden 759 Bacillenträger ermittelt, davon waren 303 oder 52,3 Proz. Dauerausscheider, 276 oder 47,67 Proz. vorübergehende Ausscheider. Weiblichen Geschlechtes waren 78,0 Proz. Dauerausscheider, 59,0 Proz. vorübergehende. Kinder bis zu 15 Jahren waren 9,0 Proz. Dauerausscheider, 41,0 Proz. vorübergehende. 38 Dauerausscheider hatten ein Gallenleiden = 12,54 Proz.

Die Ausscheidung hat gedauert in 310 beobachteten Fällen:

Bis zu $^1/_2$ Jahre	bei 66	= 21,29	Proz.
zwischen $^1/_2$ — 1 „	„ 71	= 22,90	„
„ 1 — 2 „	„ 107	= 34,53	„
„ 2 — $3^3/_4$ „	„ 66	= 21,29	„
Summa	310		

Nach Angabe der Dauerträger selbst besteht ihr Zustand bereits

seit 4 bis 9 Jahren	bei 24
„ 10 „ 20 „	„ 10
„ 21 „ 30 „	„ 7
Summa	41.

Typhusbacillen und Gallenblase.

Forster wies in einer bemerkenswerten Arbeit auf den auffälligen Zusammenhang zwischen Typhusbacillenträgern und Gallensteinleiden hin. Nach ihm gehen die Typhusbacillen aus dem Blute in die Leber und von da in die Gallenblase, woselbst sie Entzündungen erregen können. Gerade in der mit Resten von entzündeter Schleimhaut vermischten Galle vermehren sich, nach Experimenten von Pies, die Typhusbacillen leicht, während frische normale Galle, wie Fornet zeigte, auf Typhusbacillen entwicklungshemmend wirkt. Den von Forster entwickelten Anschauungen entsprechen auch die experimentellen Feststellungen von Biedl und Kraus, Fütterer und Pawlowsky. Diese Autoren wiesen experimentell nach, daß in die Blutbahn injizierte Bacillen in die Leber und ins Gallensekret und mit diesem in die Gallenblase gelangen. Das gleiche Resultat erzielten Forster und Kayser bei ihren Tierversuchen. Doerr selbst verfolgte dieses Abscheiden der Typhusbacillen nach intravenöser Injektion zeitlich; er injizierte 6 Kaninchen je 2 Ösen Typhusagarkultur zur gleichen Zeit intravenös und tötete alle 2 Stunden 1 Tier. Aus folgender Tabelle ist das Auftreten von Typhusbacillen in der Galle ersichtlich.

Kan.-Nr.	getötet nach	Blut	Harn	Galle
1	2 Stunden	++	—	—
2	4 „	+	—	—
3	6 „	+	—	—
4	8 „	+	—	+
5	10 „	+	—	++
6	12 „	+	—	++

(+ bedeutet mäßig reichliche, ++ sehr reichliche Keime.)

Daß die Bacillen wirklich nur aus der Blutbahn und nicht etwa durch Ascendieren aus dem Darm in die Gallenblase gelangen, bewies Doerr durch zwei Tierversuche.

Er unterband einem Kaninchen in Morphiumnarkose den Ductus cysticus doppelt und durchtrennte ihn zwischen den Ligaturen. 5 Tage nach der Operation wurde dem Tiere eine Öse Typhusagarkultur intravenös injiziert. Am nächsten Tage wurde das Tier getötet, die Galle erwies sich als steril.

Tabelle der Autoren, die bei Operationen oder Sektionen Typhusbacillen in der Galle nachgewiesen haben:

Autor	Typhus, Paratyphus	Gallensteine	Bemerkung
Hunner und Writer	Typhus	Gallensteine	20 Jahre nach der Erkrankung nachgew.
Ehret und Stolz .	„	—	
Brion	„	—	
Neufeld	„	—	
Blumenthal . . .	„	2 stark kirschkerngroße	
Blumenthal . . .	Paratyphus A	36 Steine	
Ast	Typhus	—	
Bernhuber	„	—	
Busse	„	—	Im Blute Typhusbacillen, Darmtuberkulose
Busse	„	—	Im Blute Typhusbacillen
Forster und Kayser	„	Gallensteine	
Forster und Kayser	Paratyphus	„	
Grimme	Typhus	„	
Kamm	„	—	
Kamm	„	195 Gallensteine, hauptsächlich Cholestearin-	
Levy und Kayser .	„	Gallensteine	Klin. Diagnose: Magenbeschwerden, Pneumonie, Herzschwäche
Levy und Kayser .	„	1 bohnengroßer Cholestearinstein	
Levy	Paratyphus B	4 kaum erbsengroße Steine	
Nieter und Liefmann	Typhus	Gallenbl. u. Gallengänge bis in die Galleng. der Leber große und kleine Gallensteine	Serum aggl. Ty. 1:50, Dys. Flexner 1:100
Pfeiffer, L.	Typhus 2 Fälle	—	
Doerr	„	35 haselnußgroße Steine	Pat. litt seit 6 Jahren an Gallenst., die sich nach Überstehung von Typhus steigerten
Simon	Typhus	20 erbsengroße Steine	Seit 2 Jahren anfallweise Schmerzen in d. r. Bauchseite
Springer	Paratyphus A bei der Operation u. bei der Sektion	Gallenblase mit Steinen fast ausgefüllt	Vor 30 Jahren 2 J. hindurch heftige Koliken.
Eigner Fall . . .	Typhus	Gallensteine	
Eigner Fall . . .	„	—	
Faitout-Ramond .	Typhus	—	Vor 6 J. Typhus
Gilbert und Girode .	„	1 Gallenstein	Vor 5 Monaten Typhus
Droba	„	3 größere Gallensteine	Vor 17 J. Typhus, vor 10 J. erste Kolikanfälle
v. Dungern . . .	„	—	Vor 5 Jahren Typhus
Dehler (4 Fälle) .	„	Gallensteine	

In einem zweiten Versuche wurde einem Kaninchen der Ductus choledochus doppelt unterbunden. Zwei Tage darauf erhielt das Tier eine halbe Öse Typhuskultur intravenös. Nach 9 Stunden enthielt die Galle zahllose Typhusbacillen.

Schon die Autoren, die die sogenannten Typhussepticämien beschrieben, züchteten aus allen Organen, besonders aus der Gallenblase, Typhusbacillen (Chiari, Schmorl, Weichardt usw.) Bei Dauerträgern fanden Typhus- oder Paratyphusbacillen in der Gallenblase die auf der Tab. S. 14 genannten Autoren.

Weitere sichere Beweise dafür, daß der Hauptsitz der Typhusbacillen bei vielen Dauerträgern die Gallenblase ist, sind die Fälle von völliger „bakteriologischer Genesung" durch Exstirpation der Gallenblase, die bei der Behandlung der Dauerträger noch genauer besprochen werden sollen.

Ferner werden auch von einigen Autoren Fälle von spontaner Heilung des Gallenblasenleidens, mit der auch die Bacillen aus dem Stuhle verschwanden, beschrieben. So führt Forster einen Fall von „bakteriologischer Genesung" einer Dauerträgerin an, bei dem beobachtet wurde, daß mit dem ersten Gallensteinanfall, den die Dauerträgerin erlitt, die Typhusbacillen im Stuhl nicht mehr nachzuweisen waren.

Demgegenüber sind aber auch Befunde erhoben worden, die beweisen, daß bei Dauerträgern die Gallenblase nicht der alleinige Sitz der Typhusbacillen ist. Ein Sektionsprotokoll von Kamm zeigte, daß die Typhusbacillen außer in der Gallenblase noch in den Gallengängen 1. bis 3. Ordnung, den beiden Leberlappen, dem Knochenmarke und der Milz gezüchtet werden konnten. Gg. Mayer fand bei einer Sektion in der Gallenblase keine Typhusbacillen; die Leber zeigte hochgradige Atrophie; aus ihrem Gewebe wurden Typhusbacillen gezüchtet.

Ferner sei hier eine Veröffentlichung Pribrams angeführt, in der einwandfrei bewiesen wird, daß die Exstirpation der Gallenblase nicht zum Aufhören der Bacillenausscheidung führte.

Neben der Gallenblase kommt auch noch in seltenern, bedeutend günstigeren Fällen die Harnblase als Sitz der Bakterien bei Dauerausscheidern vor. Günstiger sind diese Fälle für die Heilung, denn wir besitzen in den sogenannten Harnantisepticis Mittel, die Bacillen vollständig zum Verschwinden zu bringen; ferner werden mit jedem Urin ungezählte Bakterien entleert, was das Auffinden eines Dauerträgers mit Bakterien in der Harnblase sofort ermöglicht im Gegensatz zu den übrigen Dauerausscheidern, bei denen oft schubweise Bacillen entleert werden, so daß erst bei wiederholter Untersuchung Befunde zu ermöglichen sind.

Gallensteine und Bacillenträger.

Besonders häufig wird über das Vorkommen von Gallensteinen bei Typhusträgern berichtet. Wie Simon zitiert, leiden nach Naunyn Frauen, die geboren haben, $4^1/_2$ mal häufiger an Gallensteinen als Männer. Klinger führt an, daß bei 30 von 220, meist weiblichen Dauerträgerinnen, ein Gallensteinleiden festzustellen war. Wie wir bereits sahen, neigen ältere Frauen ja vor allem zum Dauerausscheidertum. Über das

Entstehen von Gallensteinen bei Dauerträgern sind interessante Kontroversen geführt worden.

Kramer wies experimentell nach, daß die Anwesenheit von Typhus- und Kolibacillen das Ausfallen von Cholesterin in Gallenbouillonröhrchen bewirke.

Exner und Heyrowsky fanden, daß bei Gegenwart von Typhus- und Kolibacillen die Zersetzung der gallensauren Salze schnell vor sich gehe; das Cholesterin, das durch sie in Lösung gehalten werde, könne dadurch ausfallen.

Lichwitz bezeichnet die Bakterien als Katalysatoren, die den Ausfall des Cholesterins beschleunigen.

Man hätte sich hiernach vorzustellen, daß sich der Gallenstein um die Typhusbacillen herum gebildet habe. So findet man ja auch häufig Epithelreste als zentralen Kern von Gallensteinen.

Richardson will im Tierversuch durch bereits agglutinierte Typhusbacillen, die er injizierte, in der Gallenblase Steinbildung erzeugt haben. Doerr fand bei seinen Versuchen in der Gallenblase eines Kaninchens zwei linsengroße grüne Konkremente, deren Inneres reichlich Typhusbacillen enthielt, doch gibt der Autor die Möglichkeit einer Verunreinigung durch anhaftende Galle zu.

Als Beweis dafür, daß die Bakterien die Gallensteinbildung veranlaßt haben, könnten die von Fütterer, Blumenthal, Levy und Kayser sowie verschiedenen anderen Autoren angegebenen Befunde von Typhusbacillen in den Gallensteinen angeführt werden.

Naunyn stellte durch seine Experimente fest, daß Gallenstauung zur Infektion der Gallenwege nötig sei; wurde der Ductus cysticus nicht unterbunden, so verschwanden die Bakterien binnen kurzem aus der Galle.

Nach seiner Ansicht sind Stauung der Gallenwege und Anwesenheit von Bakterien nötig, damit Gallensteine entstehen können.

Myake sieht die Stauung als Hauptursache für schwere Erkrankungen der Gallenwege nach bakteriellen Erkrankungen an.

Ehret und Stolz zeigten, daß durch Schädigungen der Funktion der Gallenblase, so durch Fremdkörper, die eine Residualgalle bedingen, das Fortwuchern der Bakterien in der Galle ermöglicht und begünstigt wird.

Gilbert und Fournier, Gilbert und Dominici, Bacmeister und Grimme konnten durch ihre Befunde von Typhusbacillen sowohl in Cholesterin- als auch in Pigmentkalksteinen Naunyns Ansicht bestätigen, während Aschoff und Bacmeister meinen, die Cholesterinsteine seien nur durch Stauungen und die Pigmentkalksteine durch Entzündung entstanden. Nach ihnen sind dann die Bakterien sekundär in die Gallensteine hineingewandert.

Durch eine Reihe neuer Untersuchungen wurden für die Erklärung der Entstehungsweise der Gallensteine und ihre Beziehung zu infektiösen Erkrankungen recht bemerkenswerte Befunde erhoben:

Albrecht und Weltmann fanden bei längerdauernden akuten und subakuten, septischen oder pyämischen Prozessen, besonders auch beim Typhus, daß die Cholesterinester im Blute vermehrt sind, was vorher durch Untersuchungen von Neumann und Herrmann beim Blute Gravider festgestellt worden war; hierin erblickt Aschoff eine Bestätigung seiner Theorie von der Entstehung der Cholesterin-Gallensteine nur durch Stauung ohne Entzündung bei gleichzeitiger Anreicherung von Cholesterin oder Cholesterinestern.

Folgenden Autoren gelang es, aus Gallensteinen, die bei Sektionen oder Operationen von Dauerträgern gefunden wurden, Typhus- oder Paratyphusbacillen zu züchten:

Autor	Typhus, Paratyphus	
Blumenthal	Paratyphus A	
Doerr	Typhus	
Grimme	"	
Kamm	"	
Levy und Kayser . .	"	
Levy und Kayser . .	"	
Droba	"	Vor 17 Jahren Typhus
Nieter und Liefmann .	"	
Gilbert und Fournier .	"	
Gilbert und Dominici	"	
Bacmeister	"	

Operations- und Sektionsbefunde.

Zahlreiche Sektions- und Operationsprotokolle liegen über die Veränderungen, die in der Gallenblase wuchernde Typhusbacillen hervorrufen können, vor.

Zunächst sei ein von Kamm mitgeteilter Sektionsbefund der Gallenblase einer Dauerausscheiderin angeführt, bei dem sich im Anschluß an die chronischen Veränderungen ein Carcinom entwickelt hatte und bei der, wie der bakteriologische Befund erwies, eine von der Gallenblase ausgehende Allgemeininfektion des ganzen Körpers vor sich gegangen war:

Die Leber von normaler Größe, von gewöhnlicher Konsistenz, steatotisch. In ihrem Parenchym eingestreut mehrere bis 3 cm große, rötlichweiße Neoplasmaknoten. Die Gallengänge der Leber von normaler Weite mit hellgelber dickflüssiger Galle gefüllt. Die Präparation des Duct. choledochus und des Duct. hepaticus ergaben normale Verhältnisse. Der Duct. cysticus schwielig verdickt, sein Lumen ungemein eng, in der Nähe seiner Einmündung in den Choledochus nicht zu sondieren. Die Gallenblase in ihrem Fundus verwachsen mit dem daselbst herangezogenen Querkolon und oberen Querstück des Duodenum. Das große Netz zurückgeschlagen und gleichfalls mit dem Fundus der Gallenblase verwachsen. Im Fundus der Gallenblase eine derbe Neoplasmamasse zu tasten, die in das umgebende Lebergewebe vorgedrungen ist und daselbst eine im ganzen hühnereigroße Tumormasse von rötlich-weißer markiger Beschaffenheit darstellt. Die Gallenblase selbst stärker dilatiert. Ganz ausgefüllt von zahlreichen Steinen.

Die nachträgliche Sektion der Gallenblase zeigt, daß ihr Fundus und der angrenzende Abschnitt des Corpus vesicae felleae okkupiert ist von einem ca. fünfmarkstückgroßen, flachen, die Wand der Gallenblase durchsetzenden, weißlichen Neoplasma, das eine durchschnittliche Mächtigkeit von 5 mm besitzt und sich per continuitatem in den oben beschriebenen Lebertumor fortsetzt. Das Cavum der Gallenblase erfüllt von 195 polyedrischen Konkrementen und einer grauweißlichen nekrotischen Masse, die offenbar abgestoßenen Teilen des Tumors entspricht. Der größte der Steine war kastaniengroß, wog 18 g und zeigte deutliche Schichtung in konzentrischer und radiärer Anordnung, und bestand seiner Hauptmasse nach aus Cholesterin. Die kleineren Steine zeigten ähnliche Struktur. Daneben fand sich noch eine geringe Menge einer trüben, graugelblichen Flüssigkeit. Die Wand der nicht von Neoplasma eingenommenen Gallenblase war verdickt, die Mucosa gerötet und geschwollen. Die Milz vergrößert, $13^1/_2$: 8:6 cm, etwas derb, blutreich.

Die histologische Untersuchung der bei der Sektion gewonnenen Objekte ergab in der chronisch entzündlich verdickten Wand der Gallenblase ein cylindrocellulares Adenocarcinom, in der Leber und in den Lungen sekundäre Knoten derselben Art. Sowohl aus der Gallenblase, als auch aus den Gallengängen erster bis dritter Ordnung, sowie schließ ich aus dem Inneren des großen Gallensteines, von welchem Proben unter Beobachtung antiseptischer Kautelen auf Endo- und Malachitgrünagar verarbeitet wurden, konnten in reichlichen Mengen Typhusbacillen gezüchtet werden. Auch in dem rechten und linken Leberlappen sowie in den Lungen, dem Knochenmark und der Milz gelang der Nachweis der Eberth-Gaffkyschen Stäbchen. Schließlich konnten auch aus den Faeces, und zwar aus Proben, die dem Duodenum, Jejunum, Ileum, Coecum, Colon transversum und descendens entnommen waren, die Typhusmikroorganismen isoliert werden.

Keine Typhusbacillen hingegen ließen sich nachweisen in dem Blute des Herzens und der Vena femoralis, in den Mitralisauflagerungen, den mittelgroßen und kleinen Gallensteinen, sowie schließlich den cervicalen, peribronchialen, mesenterialen und retroperitonealen Lymphdrüsen.

Forster und Kayser stellten systematische Untersuchungen über das Vorkommen von Typhusbacillen in der Gallenblase an und fanden bei 140 nicht an Typhus Gestorbenen 2 Fälle, die Typhus- bzw. Paratyphusbacillen und Gallensteine aufwiesen.

In der bakteriologischen Untersuchungsanstalt zu Erlangen wurden in 2 von dem pathologischen Institute übersandten Gallenblasen Typhusbacillen gefunden.

Die Sektionsprotokolle dieser Fälle seien hier auszugsweise mitgeteilt:

I. H., Anton. 35 Jahre. Klinische Diagnose: Chronischer Alkoholismus und Opiphagie.

Leptomeningitis chron. fibrosa. Atrophie des Gehirns; leichter Hydrocephalus internus. Atypische Pneumonie in beiden Unterlappen; Tracheitis und Bronchitis; Synechia pericardii. Schlaffes Herz. Wandphlegmone der Gallenblase, Gallensteine, Pericholecystitis fibrosa; chronischer Magenkatarrh. Leichte Atrophie der Hoden. Beginnende Arteriosklerose.

In der Galle fanden sich Typhusbacillen.

II. O., Johann. 18 Jahre. Klinische Diagnose: Perityphlitis, Peritonitis. Strangförmige Verwachsungen des linken Unterlappens mit dem Herzbeutel, Hypostase beider Unterlappen. Anämie und Schlaffheit des Herzmuskels. Schwellung und Anthrakosis der Bifurkationsdrüsen. Agonaler Hydrocephalus internus. Brandige Nekrose des Processus vermiformis mit Bildung einer großen vor dem Promontorium gelegenen und nach dem Mesenterium ziehenden Jauchehöhle. Abgekapselter Beckenabsceß. Ausgedehnte frischere und ältere peritonitische Verwachsungen. Frische Peritonitis mit paralytischem Ileus. Schwellung von Leber und Niere. Septischer Ikterus.

In der Galle wurden Typhusbacillen gefunden.

Ebenso wie in diesen Fällen konnten Levy und Kayser bei der Sektion einer Bacillenträgerin, die an einer Typhussepsis durch Autoinfektion zugrunde gegangen war, keine Zeichen von typischem oder abgelaufenem Typhus finden, hingegen ließen sich aus dem Leberblut, der Milz, der Galle und der Gallenblasenwand, sowie aus dem Innern eines großen Gallensteines Typhusbacillen züchten.

Zahlreich sind die Versuche, bei Tieren Typhusbacillen in die Gallenblase einzubringen und so einen Dauerträgerzustand herbeizuführen. Der Versuche von Biedl und Kraus, Doerr, Richardson, Forster und Kayser geschah bereits Erwähnung. Diese Autoren injizierten intravenös Typhusbacillen und fanden sie bereits nach 8 Stunden (Doerr) in der Gallenblase, anderseits konnten Forster und Kayser sie noch nach 6 Wochen darin nachweisen, Doerr nach 120, Blackstein und Walch noch nach 128 Tagen. Nach Forsters und Kaysers Versuchen bleiben die Bacillen, wenn sie im ganzen übrigen Körper verschwunden sind, zuletzt noch in der Gallenblasenschleimhaut.

Kamm brachte ein klein erbsengroßes, mit Typhusbouillon getränktes Bimssteinstückchen in die Gallenblase eines Kaninchens. Der Agglutinationstiter des Blutes stieg bei diesem Tiere bis 1:1000. Nachdem dem Tiere mit Urannitrat eine Nephritis erzeugt worden war, ging es am 25. Tage nach der Operation zugrunde, und es fanden sich Typhusbacillen in der Galle, in dem eingeführten Bimsstein, den Mesenterialdrüsen und dem Duodenum und Ileum.

Durch sehr interessante Versuche konnte neuerdings Raubitscheck nachweisen, daß ein Tier, das durch intraperitoneale oder subcutane Gaben mit einer darmfremden Bakterienart immunisiert worden war, dadurch in den Stand gesetzt wurde, dieselben Bakterien bei Verfütterung per os tage- und wochenlang mit den Faeces auszuscheiden. Die Immunisierung soll nach seiner Ansicht günstige Bedingungen für das Fortwuchern darmfremder Bakterien im Darmkanal schaffen. So konnte er beispielsweise einen mit Bacillus prodigiosus immunisierten Hund, dessen Serum vor Beginn der Immunisierung Prodigiosus nicht, nach 12maliger intraperitonealer Einverleibung von 48stündigen Kulturen jedoch 1:512 agglutinierte, durch Verfütterung zum Prodigiosusausscheider machen, der diese Bacillen noch nach 52 Tagen ausschied.

Aus diesen Experimenten zieht Raubitscheck den Schluß, daß durch das Überstehen einer Infektionskrankheit der Darmtractus so „umgestimmt" wird, daß er den betreffenden Bakterien das Ansiedeln und Vermehren ermöglicht. Danach soll das Dauerausscheidertum eine natürliche Folge der mit dem Überstehen der Krankheit eingetretenen Immunisierung gegen die pathogenen Bakterien sein; die Gallenblase soll denn auch nicht der eigentliche Sitz der saprophytisch fortwuchernden Bakterien sein, wofür ja auch die erfolglos vorgenommenen Operationen der Gallenblase bei Dauerträgern sprechen würden.

Über weitere Tierversuche, die für das Verständnis der Epidemiologie des Typhus von Bedeutung sind, siehe S. 75.

Recht interessant sind die Beobachtungen, die zeigen, daß Dauerträger gegen Schädigungen durch Typhusbacillen keineswegs geschützt sind.

Können Dauerträger an typischem Typhus erkranken?

Gg. Mayer berichtet, daß von neun an Gallensteinen leidenden Dauerträgern drei schweren Typhus (biliöses Bild) bekamen, und zwar nach 3, 6 und 10 Jahren; zwei davon starben.

Prigge und Sachs-Müke beobachteten zwei Paratyphusträger, die durch eine Autoinfektion an einer Bronchitis und einem schweren Paratyphus wieder erkrankten.

Daß Bacillenträger durch eine Gallenblasenoperation an typischem Typhus erkranken können, beobachtete Arnsperger:

Eine 42jährige, seit 15 Jahren verheiratete Frau, die vor 27 Jahren eine „schwere Unterleibsentzündung" durchgemacht hatte, litt seit 11 Jahren an heftigen Magenkrämpfen, die bis zu einem halben Tag andauerten, heftigen Schmerzen und Erbrechen; nie war Gelbsucht aufgetreten.

Anfang April 1910 wurde sie mit Fieber von 38,3° in die chirurgische Klinik gebracht und zeigte folgenden Befund: Der Leib war mäßig gewölbt, sehr schmerzhaft, besonders in der Oberbauchgegend, die Leber vergrößert, der Gallenblase entsprechend war eine stark durckempfindliche, fast faustgroße Resistenz zu fühlen, der übrige Leib war weniger empfindlich, Gelbsucht bestand nicht.

Durch Auflegen der Eisblase fiel das Fieber ab, die Gallenblase wurde kleiner und weniger deutlich zu fühlen.

Bei der Operation zeigte sich folgendes:

Der rechte Leberlappen war stark vergrößert; die Gallenblase zeigt frische Adhäsionen mit Netz und Kolon, wird stumpf ausgeschält, ist noch über birngroß; tief unten im Cysticus fühlt man einen erbsengroßen Stein, der unverschieblich ist; in der Umgebung des Cysticus besonders starke Adhäsionen. Es wird mit einiger Mühe der Cysticus unterhalb des Steines durchtrennt und die Arteria cystica versorgt. Bei der Auslösung der Ampulle der Gallenblase wird der Hepaticus an einer kleinen Stelle verletzt; diese wird später erweitert, drainiert, durch Sondierung werden die tiefen Gallenwege frei von Steinen befunden. Die Gallenblase wird vom Stiel aus entfernt, Tamponade.

Nach der Operation bestand leichtes Fieber, keine besondere Schmerzhaftigkeit des Leibes, es floß reichlich Galle, am 10. Tage wurde das Rohr entfernt. Die Wunde sah gut aus. Am 16. Tage begann die Temperatur staffelförmig bis 40 zu steigen, dabei bestanden Durchfälle, der Leib war nicht besonders druckempfindlich, die Temperaturen hielten sich zwischen 39 und 40, doch war an den Lungen und der Wunde nichts Verdächtiges.

Am 28. Tage traten vereinzelte Roseolen auf, die den Verdacht auf Typhus erweckten, der auch durch die Gruber-Widalsche Reaktion 1:200 für Typhus, 1:50 für Paratyphus, bestätigt wurde. In dem Sekrete der Gallenfistel ließen sich stets Typhusbacillen in großer Menge nachweisen, nachdem bereits vorher die Temperatur abgefallen war; die Gallensteine, die schon 3 Wochen in Kayserlingscher Lösung aufbewahrt worden waren, ließen in ihrem Innern keine Typhusbacillen mehr erkennen. Als Komplikation trat eine schwere Cystitis und eine leichte Psychose auf, die Fistel hatte sich inzwischen geschlossen. Die Stuhl- und Urinuntersuchung war negativ.

Da eine Infektion von außen auszuschließen war, nimmt Arnsperger an, daß die Patientin eine Typhusdauerträgerin war und daß die typische Typhuserkrankung durch eine Autoinfektion infolge von Resorption von Typhusbacillen beim Ableiten der infektiösen Galle entstanden ist. Die in der Anamnese angegebene Unterleibserkrankung deutet auf einen Typhus hin.

Dieser Autor beschreibt einen zweiten ähnlichen Fall, in dem aber keine bakteriologischen Untersuchungen zur Stütze der Diagnose vorgenommen worden waren; es handelte sich wieder um eine Frau, die wegen Gallensteinleiden operiert worden war und nach der Operation an hohem Fieber erkrankte.

Typhus hatte die Patientin angeblich nicht gehabt, aber ein Nervenleiden; seit 13 Jahren bestanden Magen- und Gallensteinbeschwerden, öfter auch Ikterus. Nach der Operation, Cholecystektomie und Hepaticusdrainage, wobei sich die Gallenblase und der Ductus cysticus mit Gallensteinen gefüllt zeigte, verlief die Heilung bis zum 9. Tage ungestört, dann stieg die Temperatur staffelförmig in die Höhe, ohne daß die Wunde der Anlaß hätte sein können; die Temperatur blieb zwischen 39 und 40. Am 14. Tage wurde der Hepaticus nochmals drainiert, die entleerte Galle war sehr trüb; das Fieber sank erst nach längerer Zeit allmählich ab, die Rekonvaleszenz zog sich lange hin.

Von Kehr und Neuling wurde ein Fall beschrieben, der ganz mit dem vorhergehenden übereinstimmt. Eine bakteriologische Untersuchung wurde auch in diesem Falle nicht vorgenommen, doch findet sich in der Anamnese der 23jährigen Frau die Angabe, daß ihre seit 6 Jahren bestehenden Gallensteinbeschwerden nach einer schweren, choleraähnlichen Erkrankung bedeutend stärker geworden seien. Die Gallenblase wurde wegen infektiöser Cholecystitis exstirpiert; 6 Tage nach der Operation erfolgte ein Anstieg der Temperatur, die sich dann zwischen 39 und 40 hielt, dazu kamen Durchfälle und Somnolenz. Nach langer Continua fiel die Temperatur langsam ab, die Besserung des Befindens trat recht langsam auf.

Eine recht interessante Auto-Reinfektion einer Bacillenträgerin durch die eigenen Bakterien beobachtete Grimme. Aus der Anamnese ließ sich entnehmen, daß die 52jährige Patientin B. der Heil- und Pflegeanstalt Göttingen vor 2 Jahren außerhalb der Anstalt an Fieber, Durchfällen mit geringer Schwellung der Milz erkrankt war; Roseolen sollen auch bestanden haben; das Fieber war nach kurzer Zeit lytisch abgefallen, eine bestimmte Diagnose wurde nicht gestellt.

Die Patientin brach plötzlich bei der Arbeit zusammen, wurde bewußtlos, hatte epileptiforme Zuckungen, die Temperatur war 38°. An den Lungen fanden sich rechts hinten unten kleinblasiges Rasseln und Dämpfung, links oben Kavernensymptome. Die Milz und Leber waren geschwollen, letztere auf Druck empfindlich; die Patientin erbrach während der Untersuchung. Im weiteren Verlaufe der Krankheit schwollen Milz und Leber immer stärker an, erstere ging nicht bis zum Rippenbogen, die Leber überragte ihn handbreit und war glatt. Der am 2. Tage auftretende Ikterus verstärkte sich. Der Urin war eiweiß- und gallenfarbstoffhaltig; die Stühle waren farblos, wurden allmählich ganz wäßrig; kleine Darmblutungen färbten sie etwas dunkler. Das Abdomen wurde leicht tympanitisch, nie waren Roseolen vorhanden. Die Lungen ließen pneumonische Herde erkennen. Die Temperatur bewegte sich zwischen 39 und 40°. Am 5., 6., 8. und 10. Tage waren die Temperaturen früh 35, abends 39,5. Hautblutungen traten diffus an den Waden und am Gesäß auf.

Am 5. Tage zeigte das Blut eine für Typhusbacillen 1:800 positive Widalsche Reaktion, im Blut und Stuhl wurden dann auch Typhusbacillen gefunden. Am 12. Tage trat der Exitus ein.

Die Sektion ergab folgenden Befund:

Starke Schwellung der Leber, die nach links bis in die Mammillarlinie reichte, sehr brüchig war, aber scharfe Ränder hatte. Die Gefäße im Peritoneum der Darmschlingen waren injiziert; die Mesenterialdrüsen waren nicht geschwollen. Das Peritoneum sonst normal. Das große Netz war mit dem unteren Leberrand verwachsen, so daß die Gallenblase nicht frei lag, doch konnte man sie als prall gefüllten Sack durchfühlen. Sie lag in einem Gewebsknäuel, der gebildet war von dem fest miteinander verwachsenen Netz, dem unteren Leberrand, dem Magen, dem Querkolon, dem Duodenum und tumorartig verdickten Lymphdrüsen. Die Verwachsungen stellten sich als eine von der Gallenblase ausgehende maligne Neubildung heraus. Die Gallenblase enthielt einen über wallnußgroßen Stein, der an der Grenze zwischen Ductus hepaticus und der Gallenblase in einer ampullenartigen Erweiterung saß. Ihre Wand war in eine derbe, schwielige und verdickte Membran verwandelt. Der Ductus hepaticus war verschlossen, während der Ductus choledochus noch durchgängig war. Die Gallengänge der Leber waren am Hilus sämtlich stark erweitert und entleerten beim Durchschneiden viel Galle. Das Pankreas zeigte einzelne nekrotische Herde, war aber sonst intakt. Die Schleimhaut des Duodenums wies nur einen geringen schleimigen Belag auf und stellenweise kleine Hämorrhagien. Geschwüre fanden sich im Duodenum nicht. Die Peyerschen Plaques im unteren Teil des Ileum waren dagegen schieferig verfärbt und die Darmwand in ihrem Bereiche deutlich atrophisch. Im Anfangsteil des Coecum in der Nähe der Ileocöcalklappe fand sich ein kleines erbsengroßes Geschwür mit schlaffen, nicht infiltrierten Rändern und gelblichem Belag.

Aus der Milz, Galle und dem Exsudate in der Bauchhöhle konnten Typhusbacillen gezüchtet werden, aus dem Gallensteine nicht. Die hohe Widalsche Reaktion und das spätere Auffinden von Typhusbacillen im Stuhle ließen keinen Zweifel über die Natur der Erkrankung. Eine Infektionsquelle außerhalb konnte nicht gefunden werden, die früher in der Anstalt gefundenen Dauerträger waren gut isoliert und konnten nicht die Ursache sein, eine Nahrungsmittelinfektion war ebenfalls auszuschließen, da keine anderen Insassen der Anstalt erkrankt waren.

Durch die Sektion wurde erwiesen, daß die in der Anamnese angegebene Erkrankung vor 2 Jahren Typhus gewesen war.

Der Infektionsmodus ist nach Grimmes Ansicht eine Auto-Reinfektion mit Typhusbacillen aus der Gallenblase, hervorgerufen durch den von dem Carcinom bedingten Verschluß der Gallenwege, der ein Übertreten der Bakterien mit der Galle ins Blut ermöglichte.

Nach zwei Richtungen hin interessant ist folgender, von Simon ausführlich beschriebene Fall: Eine 28jährige Frau erkrankte an zeitweise auftretenden heftigen Schmerzen in der rechten Bauchseite. Zur Operation wurde die Frau mit geringem Ikterus, starker Druckempfindlichkeit in der Gallenblasengegend und Temperatur von 39,8 in der Vagina eingeliefert. Die eröffnete Gallenblase enthielt 20 erbsengroße Steine und dicken, rahmigen Eiter; der Eiter wurde herausgespült, die Steine entfernt bis auf einen, der fest im Ductus cysticus saß und wegen der Verwachsung dieser Partien mit der Umgebung und wegen des fötiden Eiters nicht entfernt werden konnte. Die Temperatur sank nur auf 39 und stieg allmählich wieder auf 40, wo sie sich hielt. Da der Leib weich und keine Eiterverhaltung vorhanden war, kam der Verdacht auf Typhus auf, der durch den Ausfall der Gruber-Widalschen Reaktion — Typhus 1:1500, Paratyphus 1:100 positiv — bestätigt wurde. Im Gallenfistelsekret und später im Stuhl wurden Typhusbacillen gefunden; Roseolen traten nicht auf; sonst verlief die Erkrankung unter dem Bilde des Typhus. Die Frau wurde als klinisch geheilt entlassen, doch erbrachte sie den prompten Beweis der Gefährlichkeit von Dauerträgern, indem sie bereits zwei Typhusfälle verursacht hat. Die Ausscheidung von Typhusbacillen dauert bei ihr fort, während der Gruber-Widal bereits in der Klinik auf 1:30 zurückgegangen war.

Als Kind von 11 Jahren war die Frau an unbestimmten Symptomen erkrankt und Simon hält es, weil in ihrer Heimat endemischer Typhus herrschte, für wahrscheinlich, daß diese Erscheinungen die eines leichten Typhusfalles waren. Die Frage, ob die Frau schon Bacillenträgerin war und ob es sich also um eine Reinfektion im Anschluß an die Gallenblasenoperation gehandelt hat, glaubt er verneinen zu müssen, weil es ihm nicht gelang, aus irgendeinem der Gallensteine Typhusbacillen zu züchten, wie es z. B. Droba noch 17 Jahre nach überstandenem Typhus geglückt war.

Abgesehen von dieser exakt nicht zu beantwortenden Frage ist von größerer Wichtigkeit, daß die Unmöglichkeit, die Gallenblase völlig zu exstirpieren und die Anwesenheit des Steines im Ductus cysticus aus der Patientin eine Dauerträgerin gemacht hat.

Andere Dauerträger weisen zunächst keine Erscheinung auf, werden aber dann später ohne erkennbare Ursache plötzlich befallen. So teilt Battlehner 4 Fälle mit, wo Typhus oder Paratyphusausscheider, die keine klinischen Symptome darboten, nach 21 bis 117 Tagen an typischem Typhus erkrankten.

Erklärungsversuche für den Dauerträgerzustand.

Eine recht interessante Vorstellung über das Zustandekommen des Dauerträgerzustandes entwickelt Fornet: Es handelt sich nach ihm bei Dauerträgern um einen als Immunitas indolens zu bezeichnenden Zustand. In diesem hat der Organismus die Fähigkeit verloren, auf die eingedrungenen Keime wirkungsvoll zu reagieren.

Nach ihm kann also eine zweite Infektion bei einem Individuum, nachdem es Typhus abdominalis überstanden und eine derartige Immunitas indolens erworben hat, zum Dauerträgertum führen.

Battlehner erklärt die Tatsache, daß ein Individuum Typhusbacillen lange Zeit in sich trägt, ohne Krankheitserscheinungen zu haben, als Immunitätsvorgang. Durch Schutzvorrichtungen des Körpers ist nach Ansicht des Autors die pathogene Wirkung der Typhusbacillen für einige Zeit aufgehoben. Nach und nach wird die Immunität schwächer. Äußere Ursachen, wie Trauma, Erkältung, Überanstrengung usw., können die Widerstandsfähigkeit herabsetzen; eine zweite oder Superinfektion kann den Typhuskeimen ein Übergewicht über die Schutzstoffe des Körpers verleihen.

Typhuslatenz und Dauerträgertum weisen nach Battlehners Ansicht auf die Möglichkeit einer angeborenen Immunität hin.

Eccard ist der Ansicht, daß meistens aus Unreinlichkeit selbstverursachte Reinfektionen die Ursache des Dauerträgerzustandes sind; durch die wiederholte Passage der Typhusbacillen durch den Körper tritt eine Akklimatisierung oder Immunisierung derselben gegen die Schutzstoffe im menschlichen Körper ein, was den dauernden Aufenthalt der Bacillen im Körper ermöglicht.

Wenn auch die Agglutinine mit den eigentlichen Immunkörpern nur in bedingter Weise in Zusammenhang stehen, so ist es doch interessant, das Verhalten der Agglutininbildung bei Dauerträgern zu studieren.

Kayser gibt nämlich an, daß ungefähr $^3/_4$ von ihnen eine positive Widalreaktion geben, die allerdings gering ist. Der Agglutinationstiter schwankt zwischen 1:50 bis 200, geht aber oft höher. Fälle, wie Gaehtgens, Meyer und Ahreiner beschrieben, mit Widalreaktion bis 1:10000 bzw. 1:50000 dem eigenen Stamm gegenüber, gehören zu den Seltenheiten.

Folgende Zusammenstellung soll eine Übersicht über einige Befunde besonders hoher Gruber-Widalreaktionen bei Dauerträgern geben.

Autor	Stamm	Titer
Blumenthal	Typhus	1 : 2500
„	„	1 : 300
Gaehtgens	„	1 : 10000
Kayser	„	1 : 1000
Kuhn, Gildemeister und Woithe	Dysenterie	1 : 300
Gg. Mayer	Typhus	1 : 1000
Meyer und Ahreiner	„	1 : 10000
Minelli	—	1 : 1000
Nieter und Liefmann	Dysenterie Flexner	1 : 800
Springer	Paratyphus A	1 : 800

Nach Kaysers Ansicht ist die positive Widalreaktion, wenn sie vorhanden ist, eine wichtige Stütze der Dauerträgerdiagnose.

Benutzt man zur Agglutination den Stamm, der von den Dauerträgern gezüchtet worden ist, so ist diese Reaktion oft, jedoch nicht immer negativ. So fanden Ast, Busse, Conradi, Dörr, Forster und Kayser, Baumann u. a., daß der von den Dauerträgern gezüchtete Stamm auf deren Serum nicht reagierte, während andere Agglutinationssera prompt wirkten. Auch von der bakteriologischen Untersuchungsanstalt Erlangen wurden in der Heil- und Pflegeanstalt daselbst 6 Bacillenträger gefunden, deren Serum nicht agglutinierte.

Diese Fälle zeigen, wie die Typhusbacillen des Wirtes gegen dessen Agglutinine resistent werden können.

Was die Prüfung des Serums von Dauerträgern auf bactericide Eigenschaften anbetrifft, so fand Doerr bei einer an Cholecystitis typhosa operierten Dauerträgerin keine; Forster und Kayser erwähnen, daß die Galle immunisierter Tiere im Reagensglase keine, im Pfeifferschen Versuche dagegen bactericide Wirkungen entwickelte. Niepraschk beschreibt das Serum eines Dauerträgers, bei dem der Pfeiffersche Versuch folgendes Ergebnis gezeitigt hatte:

Meerschweinchen				
1	1/4 Öse Typhusstamm	+ 1 ccm Serum des Dauerträgers	1:200	† nach 24 Stdn.
2	1/4 „ „	+ 1 „ „ „ „	1:100	† „ 24 „
3	1/4 „ „	+ 1 „ „ „ „	1:50	krank „ 24 „
				† „ 48 „
4	1/4 „ „	+ 1 „ „ „ „	1:25	bleiben leben
5	1/4 „ „	+ 1 „ „ „ „	1:10	bleiben leben
6	1/4 „ „	ohne Serum (Kontrolle)		† nach 24 Stdn.

Der bactericide Titer lag also zwischen 0,02 und 0,04 und war gering. Schöne fand bei 3 Dauerträgern zwei positive Komplementbindungen und eine negative; diese bei einem 6jährigen Knaben, der seit 2 Jahren Bacillen ausschied, ohne früher erkennbar krank gewesen zu sein. Die eine positive Komplementfixation wurde mit dem Serum eines Mannes erzielt, der vor $10^1/_2$ Jahren Typhus durchgemacht hatte, die andere bei einer Frau, die erst 12 Wochen entfiebert war.

Opsoninreaktionen stellte Gaehtgens an und fand, daß 3 bis 4 Monate nach Genesung der opsonische Index normalen Individuen gegenüber erhöht war. Besonders ausgesprochen erschien diese Erhöhung bei chronischen Bacillenträgern, zumal wenn sie einen hohen Agglutinintiter aufwiesen.

Schädigung der Dauerträger durch ihre Bacillen.

Haben wir vorher gesehen, daß die Dauerträger selbst an typischem Typhus erkranken können, so kommt zu dieser Gefährdung noch hinzu, daß die im Körper atypisch wuchernden Bacillen im ganzen Organismus oder in einzelnen Teilen desselben die Oberhand gewinnen können. Kamm beschreibt einen Fall von eitriger Pleuritis, bei dem sich im Eiter Typhusbacillen fanden. In einem anderen Falle wurden Typhusbacillen in einer kariösen Rippe gefunden. Über Rippeneiterungen nach überstandenem Typhus arbeitete Bauer an der Madelungschen Klinik. Bei 8 seiner Patienten traten Knocheneiterungen vom 2. Monat bis zu 2 Jahren nach überstandenem Typhus auf. Es handelt sich hier also um Typhusträger. In beiden von Kamm beschriebenen Fällen von Eiterung wurden noch $^1/_2$ Jahr nach Ablauf des Typhus in dem Rippeneiter Typhusbacillen gefunden. Meyer und Ahreiner beschreiben einen Fall einer typh. Pyonephrose.

Busse fand in 4 Fällen von schwerer Darmtuberkulose Typhusbacillen im Blut und schließt, wohl mit Recht, daß der tödliche Ausgang durch das Befallensein der Blutbahn mit Typhusbacillen beschleunigt wurde. Nach ihm haben die tuberkulösen Darmgeschwüre den Durchtritt der Typhusbacillen in die Blutbahn ermöglicht. Hilgermann beschreibt das Vorkommen von Paratyphus B-Bacillen in einem pleuritischen Exsudat, das sich im Anschluß an eine Pneumonie entwickelt hatte. Aoki fand Paratyphus A-Bacillen in einem Bauchdeckenabsceß einer Dauerträgerin. In dem Stuhle der Patientin konnten noch nach $^1/_4$ Jahre Paratyphus A-Bacillen nachgewiesen werden. Ebenso fand Gwyn im Halsabsceß eines Phthisikers Paratyphus A-Bacillen. Gg. Mayer sah ein Kind mit einer Periostitis am oberen Teil des Oberarmknochens. Im dünnflüssigen Eiter fanden sich Typhusbacillen. Ähnlich fanden Battle und Dudgeon 2 Jahre nach überstandenem Typhus bei einer Periostitis des Femur im Eiter Typhusbacillen unter dem verdickten Periost. Maldagne berichtet über den seltenen Befund von Typhusbacillen in einem Ovarialkystom; das Serum der Patientin agglutinierte Typhusbacillen noch bis 1:700. Endlich scheinen mir manche von den sogenannten Typhussepticämien so aufgefaßt werden zu müssen, daß bei Typhusträgern die vorhandenen Bacillen sich enorm vermehren, so daß das Individuum schließlich an den massenhaft freiwerdenden Typhusendotoxinen zu grunde geht.

Leider sind die pathologisch und bakteriologisch sichergestellten Typhussepticämien, soweit uns bekannt ist, in früheren Lebensabschnitten bisher noch nicht auf das Vorkommen von Typhusbacillen untersucht worden, so daß ein strikter Beweis für die Annahme, daß die Individuen früher Dauerträger waren, noch aussteht. Da aber die Zahl der bekannten Dauerträger in den letzten Jahren eine immer größere wird, so ist zu hoffen, daß wir auch über diesen Punkt bald volle Klarheit erlangt haben werden. Jedenfalls wird eine, allerdings erst nach Jahrzehnten zu liefernde, vollständige Übersicht über den Exitus jahrelang bakteriologisch genau beobachteter Dauerausscheider außerordentlich wichtig sein.

Eines läßt sich jetzt schon mit voller Sicherheit sagen, daß viele von den rasch unter allgemein septischen Erscheinungen zum Tode führenden Krankheiten unter die Rubrik der Typhussepticämien gehören, bei denen die atypische Wucherung der Typhusbacillen das echte Bild des Typhus abdominalis vermissen läßt.

Ein recht charakteristischer Fall, der von Schmorl genau seziert wurde und bei dem zum ersten Male nach den neueren diagnostischen Methoden die Identität der Erreger festgestellt wurde, kam am Dresdener pathologischen Institute zur Beobachtung.

Die klinischen Daten sind folgende:

Th., 17 Jahre alt, sehr kräftiger Jüngling. In den Kinderjahren oft an Otorrhoe erkrankt. Dieselbe war seit mehreren Jahren völlig ausgeheilt, mit geringer Schwächung des Hörvermögens. Im Jahre 1899 überstand er einen sehr schweren, vom Mai bis August dauernden Rheumatismus acutus mit Diaphragmatitis, rechtsseitiger Pleuritis und sehr schwerer Endokarditis. Seit Ende August 1899 völlig gesund, 30 Pfund an Gewicht zugenommen. Nachdem sich Patient einige Tage etwas müde gefühlt, erkrankte er plötzlich am 14. II. 1900 abends, nachdem er mittags noch gut gegessen, unter den Erscheinungen eines heftigen Kopfschmerzes; derselbe hielt auch noch am anderen Tage an.

Am 15. II. abends Temperatur 38,8, Puls 90, sehr starker Kopfschmerz. Der Patient macht den Eindruck eines Influenzakranken.

Ordination: Phenacetin.

16. II. Derselbe Zustand. Der Patient klagt immer über äußerst heftigen Kopfschmerz. Keine katarrhalische Erscheinung. Abends einmal Erbrechen. Temperatur 39,6, 39,2, 40,5, Puls 100.

17. II. Starker Kopfschmerz, Neigung zu Würgbewegungen, Stuhlverstopfung, Milz deutlich geschwollen, es wird Typhus angenommen (Anzeige laut Ortsgesetz beim Wohlfahrtsamt). Temperatur 39,3, 39,9.

18. II. Leichte Delirien, Zuckungen in dem rechten Arm, keine Nackenstarre. Die Milz bleibt mäßig geschwollen, Temperatur 39,0, 39,3, 40,0, Puls 96.

19. II. morgens Ordination: Kalomel 0,2, hierauf guter, fester Stuhl; sehr starker Kopfschmerz, starke Delirien, große Unruhe, Jactationen. Die Typhusdiagnose wird wieder zweifelhaft. Temperatur 39,6, 39,0, 39,4, Puls 100.

20. II. Bad und Einpackung. Urinretention (Harn mit Katheter entleert). Fester Stuhl. Bewußtsein ist sehr selten vorhanden. Der Patient macht entschieden nicht recht den Eindruck eines Typhuskranken. Temperatur morgens 39,8, etwas später 39,2, dann 40,0, nach Bad 39,0, abends 40,5, Puls 108.

21. II. Eisblase auf den Kopf, Einlauf; es wird Meningitis, vielleicht von den früheren linksseitigen Ohreiterungen ausgehend, angenommen. Hochgradige Unruhe, kein Strabismus, keine Nackenstarre. Temperatur 38,6, Bad, darauf 38,0, 39,2, Bad, darauf 39,0, 38,9, Puls 120, 130.

22. II. Eisumschläge, hochgradige, ca. 30 Minuten dauernde allgemeine Konvulsionen. Temperatur 38,0, 38,7, 38,2, Puls 120, 112, 124.

23. II. 3 Blutegel links an den Proc. mastoid. Sehr starke Nachblutung. Nach der Blutentziehung etwas ruhiger. Patient läßt Harn teilweise unter sich. Temperatur 38,2, 39,2, 39,0, Puls 104, 120, 128.

24. II. Da vom Ohre gar keine Erscheinungen, wird als wahrscheinlich eine tuberkulöse Meningitis vermutet. Klonische und tonische Zuckungen der Extremitäten und Gesichtsmuskulatur wiederholen sich mehrmals. Patient wirft sich

in die Höhe, schreit laut auf, knirscht mit den Zähnen und ist nur von mehreren Personen im Bette zu halten. Stuhlverstopfung. Einmal kollapsähnlicher Zustand. Starke Schweiße. Temperatur 38,2, 38,7, Puls 144, 130, 140.

25. II. Morph. mur.: 0,003, 2 mal. Hierauf Zustand etwas ruhiger. Bei starkem Anrufen kommt Patient zuweilen zu Bewußtsein, Gesicht und Gehör gut. Temperatur 37,0, 38,8, Puls 150, 130, 134.

26. II. Starke Würgebewegungen, große Schwäche, mehrmals wieder geringe Konvulsionen. Temperatur 38,8, 38,5; Puls 130, 120.

27. II. Etwas Nackenstarre, Delirien, die Schwäche nimmt zu. Temperatur 39,2, 39,2, Puls 130, 132.

28. II. Temperatur 39,5, 38,6, 38,9, Puls 124, 108, 120. Sonst ist der Zustand wie am vorhergehenden Tage.

1. III. Sensorium etwas freier, Puls schwach. Keine Lähmungserscheinungen. Temperatur 38,5, 38,4, Puls 120, 112.

2. III. Exitus unter den Erscheinungen der Herzlähmung. Temperatur 39,2, Puls 120.

Überblickt man den eigentümlichen klinischen Verlauf dieses Falles, so ist vor allem das Überwiegen der Erscheinungen seitens des Zentralnervensystems, das Zurücktreten, ja nahezu vollkommene Fehlen aller für Typhus abdominalis im allgemeinen für pathognomonisch wichtig gehaltenen Störungen unverkennbar. Mit Recht wurde daher die anfangs gestellte Diagnose aufgegeben und der Fall als Meningitis weiter behandelt.

Das Sektionsprotokoll, das von Geheimrat Schmorl selbst abgefaßt ist, lautet folgendermaßen:

Große, kräftig gebaute, leidlich genährte männliche Leiche. Hautfarbe blaß. Das Gesicht zeigt etwas Cyanose. Der Unterleib eingesunken. Die Muskulatur ist im allgemeinen tief dunkelrot gefärbt, trocken, nur die Musculi pyramidales und die unteren Abschnitte des Musculus rectus abdominis zeigen wachsartige Degeneration. Die weichen Bedeckungen sind blutreich. Das knöcherne Schädeldach mäßig dick. Die Tab. ext. glatt, die Tab. vitrea mit der Dura mäßig fest verwachsen. Die Innenfläche der Dura mater glatt, glänzend. Die weichen Hirnhäute an der Konvexität sind im Bereiche des Stirnhirnes leicht verdickt, milchig getrübt, in den hinteren Abschnitten sehr blutreich. In den subarachnoidealen Räumen mäßig reichlich klare, seröse Flüssigkeit. An den vorderen Abschnitten des Gehirnes bemerkt man außerdem noch gelblichgraue Herde, die aber nicht über die Oberfläche prominieren und stellenweise von stark gefüllten, kleinen Gefäßen durchzogen werden. An der Basis des Gehirnes sind die weichen Hirnhäute dagegen zart, ziemlich stark injiziert. Die größeren Gefäßstämme glatt und zart, zeigen nirgends Verdickungen. In der Fossa sylvii sind die weichen Häute beiderseits stärker injiziert als sonst. Auch hier bemerkt man in den subarachnoidealen Räumen seröse Flüssigkeit. Hirnsubstanz feucht, glänzend. Die Rinde etwas stärker verquellend. Das Ependym der Ventrikel ist zart. Die Zentralganglien deutlich gezeichnet, blutreich, in der Brücke und zwar im hinteren Drittel derselben bemerkt man in der Umgebung des Aquaeductus vereinzelte punktförmige Blutungen. Die Sinus an der Basis sind mit flüssigem Blute gefüllt, nirgends Thromben. Beide Pleurahöhlen sind obliteriert. Die Lungen sinken wenig zurück, die vorliegenden Lungenteile blaß. Beide Blätter des Herzbeutels miteinander fest verwachsen. Das Herz von gewöhnlicher Größe. Die Muskulatur zeigt eine gelbbräunliche Farbe, ist sehr weich und mürbe, hier und da finden sich kleine Schwielen. Beide Ventrikel nicht erweitert. Die Mitralklappen sind an ihrem hinteren Rande etwas verdickt, desgleichen ihre Sehnenfäden; an ihrem Ansatzpunkte an den Klappen des vorderen Klappenzipfels vereinzelte, kaum hanfkorngroße, frische Excrescenzen. Die übrigen Klappen intakt, an der Aorta keine Veränderungen.

Coronargefäße intakt. Beide Lungen sind normal lufthaltig. Die Pleura durch die erwähnten alten Verwachsungen etwas verdickt. Die Bronchialschleimhaut in den Unterlappen geschwollen, gerötet und mit eiterigem Schleime besetzt. Bronchialdrüsen intakt. Die Milz etwas vergrößert, von nicht besonders weicher Konsistenz. Die Kapsel etwas gespannt. Auf der Schnittfläche quillt das Milzgewebe ziemlich stark hervor, ist blutreich, eine stärkere Trübung ist nicht zu erkennen. Nebennieren intakt. Nieren von gewöhnlicher Größe, guter Konsistenz. Oberfläche glatt, braunrot gefärbt, Schnittfläche blutreich, etwas getrübt. In der Gallenblase findet sich dünnflüssige, goldgelbe Masse (Galle). Die Magenschleimhaut gerötet, geschwollen, mit zähem Schleime belegt. Im oberen Teile des Dünndarmes ist die Schleimhaut nur etwas geschwollen, im unteren Teile besteht stärkere Schwellung und Rötung. Etwa 5 cm oberhalb der Klappe ist ein Peyerscher Plaque geschwollen, etwa 1 mm dick, an der Oberfläche etwas gerötet. In der Umgebung sind vereinzelte Solitärfollikel mäßig geschwollen. Die Mesenterialdrüsen sind etwas geschwollen, ziemlich weich, auf der Schnittfläche rötlichweiß gefärbt, vorquellend. Genitalien ohne Besonderheiten.

Von Weichardt wurden dann aus den Organen allenthalben Bacillen gezüchtet, die sich auf den Nährböden und durch Agglutination mittels hochwertigen Serums als Typhusbacillen erwiesen.

Vielfach werden derartige überraschend schnell zum Tode führende Infektionen mit Typhus oder typhusähnlichen Bacillen dann als Wurstvergiftungen aufgefaßt und es werden in ganz unnützer und das Gewerbe schädigender Weise gegen bestimmte Metzger Anklagen erhoben.

So wurden im Jahre 1911 der k. bakteriologischen Untersuchungsanstalt Erlangen von der Staatsanwaltschaft 2 Fälle von angeblicher Wurstvergiftung behufs bakteriologischer Feststellung überwiesen.

Vom Amtsgerichte F. wurden Leichenteile des Konrad H. eingeschickt zur Untersuchung auf Wurstvergiftung. H. war nach kurzer Zeit an sehr heftigen Durchfällen gestorben. Die bakteriologische Untersuchung ergab in Milz, Darm, Blut und Gallenblase Dysenteriebacillen (Shiga-Kruse). Es lag nach dem bakteriologischen Befunde kein Anhaltspunkt für eine Wurstvergiftung vor.

In einem zweiten Falle wurden von der Staatsanwaltschaft die Organe eines Kindes zur Untersuchung eingeliefert, das angeblich an einer Wurstvergiftung rasch zugrunde gegangen war. Bei der Sektion hatten sich bestimmte Anhaltspunkte nicht ergeben, doch zeigte die bakteriologische Untersuchung, daß sich in allen Organen Typhusbacillen befanden: es handelte sich also um eine echte Typhussepticämie.

Typhusverbreitung durch Dauerträger.

Über die Beteiligung der Dauerträger an der Typhusverbreitung gehen die Meinungen sehr auseinander. Da Dauerträger oft massenhaft Typhusbacillen ausscheiden, in vielen Fällen viel reichlicher als der Typhuskranke selbst (Frosch), so ist die Gefahr, die sie für die Verbreitung einer Seuche bilden, zweifellos eine große. Frosch und Lentz geben schätzungsweise 4,11 Proz. aller Typhusinfektionen als von Dauerträgern ausgehend an. Nach Forsters Angaben aus dem Jahre 1907 sollen 27 Proz. aller Typhuserkrankungen durch Infektion von Dauerträgern verursacht worden sein. Im Jahre 1910 gibt Fornet 50 Proz. an. Kayser nimmt für 1904 bis 1905 für die Straßburger Fälle ca. 13,5 Proz. an, in einer späteren

Zusammenstellung für 1909 bis Anfang 1907 nur 9,5 Proz., doch bemerkt er, daß unter den 26,7 Proz. auf infizierte Milch zurückzuführenden Typhuserkrankungen die Bacillenträger in der Milchwirtschaft eine große Rolle spielen und daß die angegebene Ziffer sicher um ein mehrfaches größer zu schätzen sei, so daß sich der Prozentsatz der Infektionen durch Dauerträger wesentlich höher stellen wird.

Brückner führt in einer Arbeit neuesten Datums alle Typhusfälle letzten Endes auf Bacillenträger zurück und spricht den Satz aus: „Ohne Bacillenträger kein Typhus."

Aus dieser Zusammenstellung geht hervor, daß mit den immer größer werdenden epidemiologischen Erfahrungen auch die Prozentzahl der Typhuserkrankungen, die sicher von Dauerträgern ausgehen, von Jahr zu Jahr gestiegen ist.

Es dürfte wohl wenige Gebiete geben, auf denen mit so reichlichen Mitteln und von so vielen gut geschulten Untersuchern ein derartig reiches, gut beobachtetes Material zurzeit zusammengebracht wird, als gerade auf dem Gebiete der Epidemiologie des Typhus. Vor allem hat die nach dem Plane R. Kochs organisierte „Typhusbekämpfung im Südwesten des Reiches", eine ungeheure Fülle wertvollen Materials zutage gefördert. Ihrem Wirken verdanken wir vor allem die Kenntnis von der Existenz der „Dauerträger", die der Bekämpfung der Seuche ganz neue Bahnen wies.

Eine große Anzahl von Seuchenverbreitungen, die geradezu als Muster hingestellt werden können, sind bis ins kleinste beschrieben; die wichtigsten dieser ausgezeichneten Beschreibungen anzuführen schien mir um deswillen angebracht, damit die verschiedenen Interessenten aus den manigfachen Disziplinen der medizinischen Wissenschaft bei vorkommenden Fällen an ähnliche Verbreitungen denken und sie bei ihrer Beurteilung als Vergleich heranziehen können.

Dauerträger in geschlossenen Häuserkomplexen.

Gerade auf die Bedeutung der Typhus-, Paratyphus- und Dysenteriedauerträger in Irrenanstalten und die Wichtigkeit ihrer Erkennung ist in den letzten Jahren die Aufmerksamkeit besonders gelenkt worden. Bieten doch geschlossene Anstalten, falls die hygienischen Einrichtungen nicht vollständig auf der Höhe der Zeit sind, einen besonders günstigen Boden für Massenerkrankungen; dazu kommt, daß ja viele stuporöse Kranke in diesen Anstalten schwer zu behandeln und unreinlich sind, ja sogar mit ihren Exkrementen die Umgebung zu verunreinigen pflegen. Eine Epidemie in einer Irrenanstalt ist auch um deswillen pekuniär für den Etat eine schwere Belastung, weil das Personal nur mit großen Opfern bei einer bestehenden Epidemie im Dienste zu erhalten ist.

Ferner sind die Beziehungen der Insassen einer solchen Anstalt, zumal wenn sie in Städten gelegen sind, zu der übrigen Bevölkerung durch das Wärterpersonal und durch notwendige Besuche bei den Kranken immerhin große, so daß die Gefahr der Weiterverbreitung außerhalb der Anstalten durchaus nicht zu unterschätzen ist.

Es muß deshalb mit allen Mitteln dahin gestrebt werden, daß der Entstehung einer Epidemie in einer solchen Anstalt von vornherein der Boden entzogen wird. Das Wichtigste hierfür ist die mehrmalige gründliche Durchsuchung der ganzen Anstalt auf das Vorhandensein von Dauerträgern. Dieudonné weist darauf hin, daß früher in Anstalten, in denen Typhus öfter vorkam, kostspielige Umbauten ausgeführt wurden, ohne daß es gelang, der Seuche dadurch Einhalt zu tun. Erst als man gelernt hatte, die Dauerträger zu erkennen, sie isolierte und so das fortwährende Ausstreuen der Krankheitserreger unterband, traten neue Fälle nicht mehr auf.

Zwei besonders lehrreiche Fälle beschreiben Friedel und Hilgermann: In der Heil- und Pflegeanstalt Andernach, in der früher nur ganz vereinzelte, von auswärts eingeschleppte Typhusfälle vorgekommen waren, traten seit dem Jahre 1901 folgende Erkrankungen auf: 1901 im Mai 9 Pflegerinnen, 1 Pfleger, 1 männlicher und 1 weiblicher Pflegling. Die Erkrankten wohnten in verschiedenen Gebäuden.

Im Mai 1905 7 Fälle: 1 Pfleger, 6 männliche Pfleglinge in einem Männerhaus. In der Zwischenzeit waren 7 Einzelfälle vorgekommen, von denen nur einer als eingeschleppt zu betrachten war.

Die merkwürdige Verteilung auf die Geschlechter bei den einzelnen Gruppen, in der ersten Endemie waren ja fast nur Männer, hauptsächlich Pfleger, erkrankt, in der zweiten fast lauter Pflegerinnen, ließ den Verdacht auf eine allen Gebäuden gemeinsame Ursache aufkommen, der sich schließlich auf die Anstaltsküche richtete. Die bakteriologischen Untersuchungen der außerhalb in Betracht kommenden Personen im Metzger- und Meiereibetrieb verliefen völlig ergebnislos, ebenso die einiger Personen in der Anstaltsküche und -molkerei, die früher Typhus gehabt hatten. Im September 1905 traten wieder 35 Typhusfälle auf, die 8 männliche und 10 weibliche Pfleger betrafen, 4 Männer des Hauspersonals, 5 männliche und 10 weibliche Pfleglinge; 3 Kranke starben. Nach der Zeit des Auftretens der einzelnen Fälle mußte man wieder an eine gemeinsame Infektionsquelle denken, und wieder wurde der Verdacht auf die Anstaltsküche gelenkt. Es wurde nun das gesamte Personal der Kochküche, Spülküche, Molkerei und Wäscherei auf Vorkommen von Typhusbacillen im Stuhl und Urin durchuntersucht, und nach kurzer Zeit fand man im Stuhle einer 65 jährigen imbecillen Frau, die seit 6 Jahren in der Anstaltsküche beschäftigt war, Typhusbacillen fast in Reinkultur. Die Ausscheidung war bei jeder neuen Untersuchung positiv, der Ausfall der Widalschen Reaktion, 1:30 positiv nach $^1/_2$ Stunde, sonst negativ, hat sich nicht verändert. Typhus will die Dauerträgerin nie überstanden haben. Sie war hauptsächlich mit Herrichten und Mischen von Kartoffeln, Fleisch und Zwiebeln zu Salaten beschäftigt.

Höchstwahrscheinlich war diese Person schon seit langen Jahren Dauerträgerin. Aus der Art der Verteilung auf ganz bestimmte Gruppen der Anstalt und dem Umstande, daß die bei den Endemien miterkrankten Pfleglinge aushilfsweise in der Küche beschäftigt gewesen waren und dort vom Essen des Pflegerpersonals Reste bekommen hatten, ließ sich mit Bestimmtheit der Schluß auf eine Infektion der Speisen in der Küche ziehen;

das Pflegepersonal erhielt im Gegensatz zu den Pfleglingen sehr häufig kaltes Fleisch mit Salat, hauptsächlich solchen von Kartoffeln, die ja bekanntlich für Typhusbacillen einen guten Nährboden geben. An den mutmaßlichen Infektionstagen hatte es an 5 verschiedenen Abenden Fleischsalat, Kopfsalat, Bohnensalat oder Kartoffelsalat mit Gurken gegeben.

Die Dauerträgerin wurde sofort isoliert mit dem Erfolg, daß nunmehr die Anstalt bis Ende April 1907 frei von Typhus blieb.

Ganz plötzlich traten um diese Zeit gleichzeitig auf einer Frauen- und Männerabteilung je 1 Typhusfall auf. Da eine Einschleppung durch Nahrungsmittel auszuschließen war, so fiel der Verdacht sofort wieder auf die Küche als Quelle dieser Infektion. Bei der Untersuchung des Wirtschaftspersonals wurde denn auch eine 46jährige Imbecille, die vor 4 Jahren Typhus gehabt hatte, als Dauerträgerin festgestellt. Sie war in der Gemüseputzküche mit Kartoffelschneiden für Salat beschäftigt. Diese Trägerin war im Jahre 1905 als einzige nicht mit untersucht worden, da sie sehr erregt war und Stuhlproben verweigert hatte, später war ihre Untersuchung vergessen worden.

Ein unglücklicher Zufall hatte es also gefügt, daß die einzige nicht untersuchte Person Dauerträgerin war und durch infizierte Nahrungsmittel zwei neue Erkrankungen hervorgerufen hatte!

In der Kartoffelschäl- und Gemüseputzküche wurde ferner eine Paratyphusbacillenträgerin festgestellt, von der aber eine Infektion nicht ausgegangen war. In der Anstalt hatte sie niemals Typhus oder Paratyphus gehabt, auch auf dem ärztlichen Aufnahmefragebogen fand sich keine diesbezügliche Bemerkung verzeichnet.

Über das Auffinden von Dauerträgern in der Heil- und Pflegeanstalt Eglfing schreibt Ast:

Seit dem Jahre 1905 waren 4 Typhusepidemien aufgetreten. Im Frühjahr 1907 erkrankten in einem Hause 4 Pflegerinnen und 2 Kranke. Diese Typhuserkrankungen waren auf Einschleppung zurückzuführen. Im November 1909 kamen in einem anderen Hause 4 neue Fälle vor; es erkrankten 3 Pflegerinnen und eine Patientin. 3 weitere Typhusfälle im Januar 1910 betrafen wieder Patientinnen in einem Hause. Es wurde nun eine Durchuntersuchung der beiden letztgenannten Häuser vorgenommen: Vom Pflegepersonal und jeder Patientin Gruber-Widal und zweimalige Stuhluntersuchung. In einem Hause fanden sich: erstens eine schon länger darin befindliche Typhusträgerin, die an Tuberkulose litt und keine anamnestischen Anhaltspunkte für einen Typhus gab; ihre Stuhlproben waren weiter positiv; zweitens eine Paratyphus-B-Trägerin, die vor 26 Jahren an Typhus erkrankt war. Das andere Haus beherbergte drei Patientinnen, die Typhusbacillen ausschieden; weitere Untersuchungen waren stets negativ; der Gruber-Widal war bei der ersten und dritten stets negativ, der zweiten 1:80, später negativ. Die erste Patientin fing bald unregelmäßig an zu fiebern, die Temperatur stieg ständig, es stellten sich profuse, stinkende, braun gefärbte diarrhoische Stühle ein. Der Leib war etwas gespannt, nicht besonders druckempfindlich; nach kurzer Zeit trat der Exitus ein.

Die Sektion zeigte eine eitrige Perforationsperitonitis, die von einem großen Geschwüre des S romanum ihren Ausgang genommen hatte; vom Coecum bis 4 cm oberhalb des Sphincter ani int. erstreckten sich ausgedehnte, längsgestellte, sehr große glatt berandete Geschwüre, deren Grund meistens die Serosa bildete, mit stellenweise noch vorhandenen Schleimhautinseln mit nekrotischem Belage. In der Gallenblase waren keine Steine; aus der Galle wuchsen keine Typhusbacillen. Die Geschwüre waren nach dem histologischen Befunde wahrscheinlich typhös.

Anfang und Mitte November 1910 erkrankten zwei Patientinnen eines Hauses unter fieberhaften, nur 8 bis 10 Tage dauernden Allgemeinerscheinungen; Ende des Monats wurden bei einem ähnlichen Falle im Urin Typhusbacillen gefunden. Bei der zweiten Patientin war der Stuhlbefund, bei der ersten die Widalsche Reaktion positiv. Eine vierte spätere Erkrankung zeigte den Charakter eines schweren Typhus mit Gehirn- und Nervenaffektionen und führte zum Exitus. Aus der Lumbalflüssigkeit ließen sich Typhusbacillen züchten.

In einem weiteren Hause zeigte eine Patientin mit abendlicher Temperaturerhöhung positiven Gruber-Widal und Typhusbacillen im Stuhl und Urin; vor drei Jahren hatte sie Typhus gehabt und sich dabei in einem anderen Hause befunden. In diesem wurden daraufhin Untersuchungen vorgenommen, und man fand auch hier 3 Dauerträgerinnen mit positivem Gruber-Widal; bei zweien konnten Typhusbacillen im Stuhl und Urin nie nachgewiesen werden, bei der dritten erst nach langer Zeit. Zwei starben an Tuberkulose: Die Gallenblasen enthielten einige Steine, sonst zeigten sie keine Veränderungen; beide Male wurden Typhusbacillen aus der Galle gezüchtet. Durch die Auffindung dieser Bacillenträgerinnen konnten sämtliche Epidemien erklärt werden.

Über das Vorkommen von Dauerträgerinnen in der Irrenanstalt Hördt berichtet H. Kayser folgendes:

Im Jahre 1904 kamen vom September bis Januar 1905 14 Typhusfälle in zwei durch einen gemeinsamen Hof verbundenen Abteilungen vor; die Erkrankungen hörten erst auf, als zwei chronische Bacillenträger aufgefunden und isoliert worden waren. Eine als Wäscherin in dieser Abteilung beschäftigte Frau erkrankte im Dezember 1904 an Typhus, bei dreimaliger Nachuntersuchung war ihr Stuhl bacillenfrei. Im September 1905 wurde sie als Bacillenträgerin erkannt mit Gruber-Widal 1:1000.

Bei einer neuen Typhuserkrankung wurde als Ursache eine Dauerträgerin festgestellt, die vor 2 Jahren Typhus gehabt hatte und dauernd an schwerer Cholecystitis litt.

Klinger schreibt über einen männlichen Dauerträger in einer Irrenanstalt, der im Oktober 1904 einen nicht diagnostizierten Typhus überstanden hatte. Im Februar wurden bei ihm Typhusbacillen im Stuhle, später auch im Urin gefunden. Nach kurzer Zeit starb er: die Sektion ergab außer vernarbten Payerschen Plaques einen Absceß, wahrscheinlich typhöser Natur, um die mit Steinen gefüllte Gallenblase.

Recht lehrreich ist eine von Klinger berichtete Tabelle über die

Stuhl- und Urinuntersuchung einer Dauerträgerin der Irrenanstalt Hördt; die Trägerin hatte Ende Januar 1904 Typhus bekommen und war seit Anfang März fieberfrei.

Tag der Untersuchung	Stuhl	Urin	Tag der Untersuchung	Stuhl	Urin	Tag der Untersuchung	Stuhl	Urin
1904			1904					
30. I.	neg.	—	19. V.	pos.	neg.	29. X. 04	neg.	—
10. II.	pos.	—	8. VI.	„	„	2. XI. „	pos.	—
11. „	„	neg.	2. VII.	„	„	24. „ „	„	—
15. „	—	„	10. VIII.	neg.	„	22. XII. „	„	—
26. III.	neg.	—	16. „	„	„	13. II. 05	neg.	neg.
3. IV.	pos.	—	12. IX.	pos.	—	18. „ „	pos.	„
11. „	—	neg.	1. X.	neg.	—	24. III. „	„	pos.
3. V.	neg.	„	5. „	„	neg.	26. IV. „	„	neg.
10. „	„	„	11. „	pos.	pos.	12. V. „	„	„

Deutlich ist auch aus dieser Tabelle das schubweise Auftreten von Bacillen im Stuhl und Urin ersichtlich, worauf ich an anderer Stelle noch zurückkommen werde.

Eine sehr interessante Beobachtung machte Hertel, die nach der Ansicht von Lentz geradezu „den Wert eines wissenschaftlichen Experimentes“ hat.

Zwei geisteskranke Bacillenträgerinnen waren isoliert worden und wurden von zwei Pflegerinnen versorgt, die selbst Typhus gehabt hatten. Als nach zwei Jahren eine neue Pflegerin die Stelle der einen einnahm, erkrankte sie nach acht Wochen an Typhus.

Recht bemerkenswert sind Fälle, die Nieter und Liefmann in der Irrenanstalt zu M. feststellten:

In dieser Anstalt waren seit einer Reihe von Jahren Typhus und Ruhrfälle in kettenförmiger Reihenfolge aufgetreten, die trotz umfassender hygienischer Maßnahmen nicht aufhörten. Bei der bakteriologischen Durchuntersuchung der weiblichen Insassen wurden bei einer an akuter Dysenterie Erkrankten neben Flexnerbacillen in den Faeces auch reichlich Typhusbacillen gefunden. Gruber-Widal war für Typhusbacillen 1:100, für Flexnerbacillen 1:800 positiv. Es ergab sich also der merkwürdige Fall, daß eine chronische Typhusbacillenträgerin an akuter Ruhr erkrankt war. Bei einer zweiten mehr chronischen dysenterieähnlichen Erkrankung fanden sich ebenfalls Typhusbacillen, während Dysenteriebacillen nicht nachzuweisen waren. Nach dem bald erfolgten Exitus ergab die Sektion im unteren Abschnitte des Dickdarmes chronischen Katarrh, im Dünndarm viele alte typische Typhusnarben. Die Gallenblase war gefüllt mit großen und kleinen, bis in die Gallengänge der Leber reichenden Gallensteinen. Aus dem Darme, der Galle und den Gallensteinen wurden Typhusbacillen gezüchtet. Das Serum agglutinierte Typhus bis 1:50, Flexnerbacillen bis 1:100.

Die weiteren Untersuchungen stellten unter 250 Irren insgesamt 7 Typhusdauerträgerinnen fest.

Über weiteres Vorkommen von Dauerträgern in derselben Anstalt berichtete Nieter:

Nach Auffindung der vorgenannten 7 Dauerträgerinnen gelang es, im Spätsommer desselben Jahres nochmals 4 neue festzustellen. Trotzdem erkrankten im Dezember 1906 und im Januar 1907 drei Pflegerinnen an Typhus, und zwar in demselben Bau, in dem die 7 ersten Trägerinnen gefunden worden waren; es fand sich auch eine Patientin, die Typhus- und Paratyphus-B-Bacillen gleichzeitig ausschied; sie war schon lange in der Anstalt und hatte noch nie klinische Symptome von Typhus gehabt. Typhusserum agglutinierte ihren Typhusstamm 1:6000, Paratyphusserum den Paratyphusstamm 1:3600. Gruber-Widal war für Typhusbacillen 1:100, für Paratyphus 1:50 positiv. Nach 5 Monaten kamen zu gleicher Zeit Typhusfälle bei drei Patientinnen vor; sie hatten neben einer Patientin gelegen, die in der Anstalt vor zwei Jahren Typhus überstanden hatte und deren Gruber-Widal noch 1:100 betrug, bei der aber erst durch die dritte Untersuchung Typhusbacillen festgestellt werden konnten.

Es kamen also auf 900 Insassinnen die unverhältnismäßig große Zahl von 13 oder 1,44 Proz. Bacillenträgerinnen.

Der Typhus war — schreibt Eccard — schon seit langen Zeiten in der Pflegeanstalt Frankenthal endemisch und hatte seit 1901 mit einer einzigen Ausnahme nur Frauen betroffen. Trotz umfassender Neuanlagen und hygienischer Verbesserungen kamen immer wieder Typhusfälle vor. Erst bei der Durchuntersuchung 1903 stieß man auf drei Bacillenträgerinnen, die schon länger in der Anstalt waren, ohne daß sie jemals Typhus oder eine typhusverdächtige Krankheit durchgemacht hatten. Trotz ihrer Isolierung traten in dem verseuchten Gebäude wieder Typhusfälle auf. Nun wurde eine fortwährende Durchuntersuchung der Stühle sämtlicher Patientinnen vorgenommen, mit dem Erfolge, daß im Juni 1906 je eine Typhus- und Paratyphusträgerin und im Dezember 1906, im Mai und Juni 1907 3 neue Typhusträgerinnen gefunden wurden, nach deren Isolierung der Typhus erlosch. Als die beiden Hauptverbreiterinnen des endemischen Typhus mußten zwei Dauerträgerinnen angesehen werden, die besonders unreinlich waren; eine litt an chronischen Diarrhöen und wischte überall herum, die andere, sehr hinterlistige, beschmierte Türklinken und Gebrauchsgegenstände, um die Pflegerinnen zu ärgern. Auf sie sind die Erkrankungen der Pflegerinnen, besonders der neuen, größtenteils zurückzuführen.

Seit dieser Zeit werden in der genannten Anstalt alle neueintretenden weiblichen Personen einer serologischen und bakteriologischen Untersuchung unterworfen.

Daß gerade durch das bei manchen Geisteskranken vorkommende Kotschmieren auch isolierte Bacillenträger den übrigen Insassen gefährlich werden können, wies Mohr bei einer Epidemie in der Irrenanstalt Saargemünd nach:

Ein als Bacillenträger erkrankter und isolierter Patient neigte sehr zum Kotschmieren. Als wieder in der Anstalt eine Epidemie ausbrach, konnte nachgewiesen werden, daß gerade diese üble Angewohnheit des Patienten die Ursache war, und daß die Keime jedenfalls durch die Stiefel eines Pflegers ihren Weg zu den übrigen Insassen gefunden hatten.

Daß auch die Ruhr in den Irrenanstalten keine seltene Erscheinung ist, beweist schon der Umstand, daß man früher an eine besondere, nur bei Irren vorkommende Dysenterie glaubte, die man mit dem Namen „Dysenterie oder Pseudodysenterie der Irren" belegte. Wenn sich nun auch besonders nach den Forschungen von Kruse über die Bacillenruhr die Lehre von einer besonderen Form bei Irren nicht mehr halten läßt, so ist doch der Kern der Sache, daß die Ruhr sehr häufig in Irrenanstalten anzutreffen ist, immer noch zu Recht bestehend.*)

Hawkins vertritt die Meinung, daß die jahrhundertelang in Europa endemische Ruhr sich in Gestalt der Irrenruhr in Anstalten durch Bacillenträger fortgepflanzt hätte und daß Verschleppungen von dort aus zum endemischen Auftreten außerhalb führen.

Heuser berichtet über eine Ruhrendemie in der Heil- und Pflegeanstalt Leubus:

In der neuerbauten Anstalt Städtel-Leubus kamen seit der Gründung in jedem Jahr einige Dysenteriefälle vor, bis im Mai 1908 die Zahl binnen 3 Wochen auf 24 stieg. Die bakteriologische Untersuchung ergab bei allen Befallenen, 21 Geisteskranken und 2 Pflegerinnen, Dysenteriebacillen vom Typus Y; der einzige männliche Erkrankte starb. Da eine Nahrungsmittelinfektion auszuschließen war, wurde die bakteriologische Untersuchung sämtlicher weiblicher Insassen vorgenommen, die nach langer Zeit aus dem diarrhoischen Stuhle einer klinisch nicht Ruhrkranken Dysenteriebacillen vom Typus Y zutage förderten. Am nächsten Tage brach wieder eine Epidemie aus. Eine Typhusträgerin und 3 Ruhrträger wurden ferner festgestellt, die weder zurzeit klinische Erscheinungen von Ruhr aufwiesen, noch früher daran erkrankt waren; einer hatte vor 2 Jahren Typhus durchgemacht und war als Typhusdauerträger isoliert gehalten worden; Typhusbacillen wurden bei ihm nicht gefunden. Zwischen der Anstalt und dem Dorfe Städteln-Leubus fand reger Verkehr statt, da dort Familien des Pflegerpersonals wohnten und auch harmlose Kranke untergebracht waren. Im Mai des Jahres waren 15 ruhrähnliche Erkrankungen mit 2 Todesfällen daselbst vorgekommen. Es war also die Annahme gerechtfertigt, daß die Endemien des Dorfes und der Anstalt in Zusammenhang standen, was zugleich als Beweis für die oben genannte Behauptung Hawkins gelten kann.

Luksch beschreibt die Dysenterieepidemie in einer Irrenanstalt, die durch „chronische Ruhrkranke", die nach Ansicht von Lentz nichts an-

*) Der infektiöse Charakter der Ruhr und ruhrähnlichen Erkrankung bei Irren wird bekanntlich von einigen Autoren heute noch bezweifelt. Solche Fälle werden mit dem Namen Colitis mucosa oder membranacea bezeichnet, die angeblich auf nervöser Basis beruht.

deres als „chronische Ruhr-Bacillenträger“ sind, weiter verbreitet wurde. Diese Patienten hatten während einer als eingeschleppt festgestellten Epidemie Flexner-Ruhr gehabt und wurden nach 8 Wochen, als ihre Stühle dauernd bacillenfrei waren, zur Abteilung zurückverlegt, wo bald darauf wieder neue Dysenteriefälle auftraten. Die agglutinierende Fähigkeit des Serums war bei dem chronischen Stadium nicht mehr vorhanden. Die Sektion einiger in diesem Stadium an anderen Krankheiten zugrunde gegangener Irren zeigte in 6 Fällen im Dickdarm Übergänge von der nekrotisierenden Entzündung bis zur unregelmäßigen Geschwür- und Narbenbildung.

Liefmann und Nieter stellten bei ihren Untersuchungen über die endemische Ruhr in einer Irrenanstalt fest, daß bei einer größeren Anzahl nie an Ruhr Erkrankter sich manchmal schleimige Stühle zeigten, in denen sich jedoch nie Dysenteriebacillen nachweisen ließen. Dennoch glauben die Autoren, daß es sich dabei um leichte Fälle oder Rezidive von Dysenterie handeln könne, denen auch gewisse Gefahren für die Umgebung anhaften. Die serologische Prüfung des Blutes ergab denn auch bei Personen, die nie erkrankt waren, solchen, die Schleimspuren in den Faeces aufwiesen, aber nie akute Ruhr gehabt hatten und bei alten, abgelaufenen Ruhrfällen mit gelegentlichen Rezidiven teilweise positive Widalsche Reaktionen.

Daß auch in Erziehungsanstalten, Pensionaten, kurz in allen Anstalten, wo viele Leute in gemeinsamen Schlafsälen, Arbeitszimmern usw. beieinander sind und die Insassen aus einer Küche gespeist werden, ungezählte Möglichkeiten einer Kontaktinfektion durch Bacillenträger bestehen, liegt auf der Hand.

Ein Beispiel hierfür bietet der Bericht Bernhubers über den Typhus in einem Erziehungsinstitut:

In einem seit dem Jahre 1897 bestehenden Knabenerziehungsinstitut waren ab und zu bei Zöglingen und Dienstboten „gastrische Störungen“ vorgekommen, ein klinisch sichergestellter Typhusfall im Jahre 1902, dem 1907 drei neue bei 2 Mägden und 1 Zögling folgten. 1908 erkrankte eine in der Küche beschäftigte Dienstmagd, die in ihrer Heimat starb; im selben Jahre wurde noch ein Zögling befallen. Ein nicht zum Institut gehöriger 16jähriger Schüler, der von der Köchin Speisereste bekam, erkrankte 1909 an Typhus und starb; im gleichen Jahre wurden weitere 2 Zöglinge befallen, 1910 einer. Am 1. Februar 1911 erkrankte der Präfekt der Anstalt an Typhus, dem am 5., 9., 13., 28. Februar und anfangs März je eine Neuerkrankung eines Zöglings folgte. Der Präfekt starb an einer Darmblutung. Innerhalb 14 Jahren waren also 16 Typhusfälle, davon 3 tödliche, vorgekommen.

Kostspielige Umbauten und Neuanlagen, wie Ersetzen eines alten gemauerten Kanals durch Tonröhren, Erneuerung der Fußböden und viele ähnliche, auf der Pettenkoferschen Theorie vom Entstehen des Typhus aus dem Boden fußenden Änderungen hatten den Typhus nicht vom Hause bannen können.

Der Verdacht, daß die Infektionsquelle ein im Hause befindlicher Bacillenträger sein müßte, wurde bei der bakteriologischen Durchuntersuchung des Küchenpersonals vollauf bestätigt. In den Stuhlproben der Köchin und deren Schwester, die Haushälterin war, wurden Typhusbacillen gefunden, bei ersterer in Reinkultur, bei letzterer spärlich. Der Befund blieb bei weiteren Untersuchungen bei der Köchin positiv, bei der Haushälterin war er zweimal negativ, ebenso waren sämtliche Stuhlproben der übrigen Hausbewohner negativ. Vor 22 Jahren hatte die Köchin schweren Typhus mit Darmblutungen durchgemacht, vor 14 Jahren hatte sie Gelbsucht gehabt; ihre Schwester, die sie damals gepflegt hatte, hat vielleicht einen nicht erkannten, leichten Typhus durchgemacht und konnte so die gelegentlich von ihr aufgenommenen Bakterien ohne Schädigung wieder ausscheiden; vielleicht war der erste positive Bacillenbefund bei ihr auch auf das gemeinsame Nachtgeschirr zurückzuführen, in dem noch Typhusbacillen aus dem Kote ihrer Schwester gewesen sein können. Klinisch bot die Köchin keine Symptome von Typhus.

Als kurz darauf die Köchin an Herzinsuffizienz starb, ergab die Sektion: Milz größer und konsistenter als normal. Die Leber zeigte Stauungserscheinungen und stärkere Verfettung. Der Ductus choledochus war auf das Doppelte erweitert, die Schleimhaut der Gallengänge etwas atrophisch; der Ductus cysticus war ebenfalls erweitert. Im Dünndarm keine Geschwüre, keine Peyerschen Plaques, Schleimhaut fast völlig atrophisch, ebenso die des Dickdarms.

Durch die bakteriologische Untersuchung wurden in sämtlichen eingeschickten Organen, im Dünn- und Dickdarm, in der Gallenblase und Leber Typhusbacillen nachgewiesen.

Typhusfälle sind seitdem im Institut nicht mehr vorgekommen.

Auch über das Vorhandensein von Dauerträgern in Gefängnissen ist in der Literatur berichtet; Liebetrau beschreibt ein solches Vorkommen:

Im Gefängnis W. erkrankten binnen kurzer Zeit 4 weibliche Gefangene, die sich alle schon über die Inkubationszeit darin befanden, an Typhus. Da deshalb der Verdacht bestand, daß eine Dauerträgerin die Fälle verursacht habe, wurden bei sämtlichen Insassen und dem Aufsichtspersonal bakteriologische Stuhl- und Urinuntersuchungen vorgenommen mit dem Resultate, daß die Bacillenträgerin in Gestalt einer Aufseherin gefunden wurde; diese hatte vor 2 Jahren Typhuskranke gepflegt, selbst will sie nie Typhus gehabt haben; ihr Serum reagierte positiv. Nach ihrer Isolierung erlosch der Typhus.

Minelli untersuchte die Stühle von 250 Gefangenen des Bezirksgefängnisses zu S. und fand einen Typhusdauerträger; der Stuhl war normal aussehend, der Urin eiweißfrei, klar und enthielt nie Ty-Bacillen. Das Blutserum des Trägers agglutinierte den eigenen Stamm bis 1 : 1000, Laboratoriumstämme bis 1 : 500, Paratyphus A und B nicht; Kaninchenimmunserum agglutinierte den Stamm bis 1 : 15000. Typhus will der Gefangene nie gehabt haben, doch deutet der hohe Agglutinationstiter des Blutes auf einen überstandenen leichten Typhus hin. Infektionen sind von diesem Dauerträger nicht ausgegangen.

Hochinteressant ist eine Arbeit Niepraschks über das Vorkommen eines Typhusdauerträgers in einer Kaserne:

In der neugebauten, außerhalb der Stadt gelegenen, seit 1902 bezogenen Artilleriekaserne zu W. kamen seit einigen Jahren ständig, nach Zeit und Anzahl der Erkrankungen unregelmäßige Typhusfälle unter den Unteroffizieren und Mannschaften vor; insgesamt erkrankten von 1904 bis 1908 31 Personen, davon 6 tödlich gleich 19,3 Proz., 4 gleich 12,9 Proz. Erkrankungen führten zur Dienstunfähigkeit. 3 Fälle waren sicher als eingeschleppt zu betrachten. Die Schließung der Brunnen in den Stallgebäuden, auf die man die Fälle zurückführen zu können glaubte, hatte das Erlöschen des Typhus nicht zur Folge, ebenso das Verbot des Betretens des Richtübungsplatzes, in dessen Nähe gelegene Felder mit den Fäkalien der Kaserne gedüngt wurden. Der Vergleich der Fälle nach Stuben, Dienstalter und -Obliegenheiten konnte auch keine Anhaltspunkte erbringen. Die gleichmäßige Verteilung auf die Mannschaften der drei Batterien machte die Vermutung wahrscheinlich, daß in der Kantine als dem Orte, wo alle Mannschaften zusammenkamen, die Infektionsquelle zu suchen sei. Die Stuhl- und Urinproben des Kantinenwirtes und seines Gehilfen erwiesen sich jedoch als völlig negativ.

Als 2 Ordonnanzen im Offizierskasino und ein Offiziersbursche an Typhus erkrankten, lenkte sich der Verdacht auf die Köchin des Kasinos, zumal da sie vor zwei Jahren eine typhusähnliche Krankheit überstanden hatte, vor kurzem an einem fieberhaften Gallenleiden und zurzeit an starkem Haarausfall litt. Aber auch bei ihr waren die vorgenommenen bakteriologischen Untersuchungen negativ, ebenso die Widalsche Reaktion.

Gleichfalls negativ verliefen die Stuhl- und Urinuntersuchungen der Soldaten, die während ihrer Dienstzeit Typhus gehabt hatten. Da nach dem Verlaufe der letzten Fälle angenommen werden mußte, daß alle seit $2^1/_2$ Jahren erfolgten Infektionen eine gemeinsame Quelle hatten und daß für diese auch die bereits entlassenen Mannschaften in Frage kamen, so wurde eine systematische Durchuntersuchung sämtlicher Unteroffiziere aller Batterien durchgeführt.

Als einziger Bacillenträger wurde ein 31jähriger Sergeant gefunden, dessen Urin Typhusbacillen fast in Reinkultur enthielt; der Urin war schwach sauer, frei von Eiweiß, und enthielt außer zahllosen Bacillen keine Formbestandteile. Der Dauerträger hatte vor 7 Jahren ziemlich schweren Typhus und dann ein sehr schweres Rezidiv durchgemacht; in seiner früheren Umgebung sollen nach seinen Angaben keine Typhuserkrankungen vorgekommen sein. Das Serum agglutinierte den eigenen Stamm nur bis 1:50, der Pfeiffersche Versuch zeigte eine sehr geringe baktericide Wirkung des Serums, der Titer lag zwischen 0,02 und 0,04.

Nach der Isolierung und bakteriologischen Genesung dieses Dauerausscheiders, die später noch besprochen werden wird, waren keine Typhusfälle in der Kaserne mehr zu verzeichnen.

Geht schon aus vielen der eben erwähnten Fälle zur Genüge hervor, wie schwierig u. a. in Häuserkomplexen, die einen nach außen wenigstens einigermaßen abgeschlossenen Bezirk bilden, das Auffinden von Dauerträgern als Infektionsquelle von endemischen Erkrankungen ist, so wachsen die Möglichkeiten einer Infektion sofort ins Ungemessene bei Endemien und Epidemien in Ortschaften, Städten und Bezirken. Hauptsächlich ist in industriereichen Gebieten, wo auch infolge der jetzigen bequemen Verkehrsmöglichkeiten ein fortwährender Wechsel in der Bevölkerung stattfindet, das Auffinden der Ursache ungeheuer erschwert, so daß nur durch die sorgfältigsten Nachforschungen und durch ausgedehnte bakteriologische Untersuchungen die Quelle der einzelnen Epidemien ergründet werden kann. Außerdem ist zu hoffen, daß im Laufe der Jahre die epidemiologische Erfahrung sich immer mehr vergrößert.

Verhältnismäßig leicht ist noch die Aufgabe, in den früher so gefürchteten und berüchtigten „Typhushäusern" die Ursache der immer wieder auftretenden, hauptsächlich neu hinzuziehende Personen befallenden Typhusfälle zu finden. In den allermeisten Fällen handelt es sich dabei um Häuser, die nach unseren heutigen Erfahrungen einen nicht erkannten Dauerträger beherbergen.

Unter dem Einfluß der Pettenkoferschen Theorien suchte man zuerst die Lehre R. Kochs, daß nur die Ausscheidungen des typhuskranken Menschen Neuerkrankungen hervorrufen, dahin zu modifizieren, daß man sagte: Die früher nicht desinfizierten Dejektionen von Typhuskranken boten den Keimen Gelegenheit, überallhin an vor Licht geschützte Stellen zu gelangen, wie Ritzen in den Dielen, in den Erdboden beim Vergraben der Fäkalien usw.; die Keime konnten lebensfähig bleiben und so im gegebenen Falle zu Infektionen Anlaß geben.

Als Stütze dieser Theorie führte man die sogenannten „Typhushäuser" an; Richter führt im Jahre 1904 allein 22 auf. Einige besonders charakteristische der von ihm angeführten Fälle, die sich von einigen später zu erwähnenden nur dadurch unterscheiden, daß nach einem Dauerträger nicht gefahndet wurde, seien hier zitiert: 1. Dorf M.: 1884 Knecht H. bei L. Der Besitzer hatte mit seiner Frau vor ca. 20 Jahren den Typhus überstanden; seitdem bekam jeder neueintretende Knecht diese Krankheit. Der letztgenannte kam ins Krankenhaus — von da an (seit 18 Jahren) bleiben die Knechte gesund.

2. Stadt J.: Frau S. 1884. Patientin erkrankte nach einem Umbau im Hause ihrer Eltern, in dem sie zu Besuch weilte; hier waren vor einigen Jahren mehrere Typhusfälle vorgekommen.

3. Dorf N.: 1884. Familie H. Es ließ sich nachweisen, daß 1870 in ein Nachbarhaus ein Soldat vom Feldzuge den Typhus mitgebracht hatte. 4 Jahre Pause. Seitdem fast regelmäßig alle 2 Jahre ein oder mehrere Typhusfälle in derselben Häusergruppe.

4. Stadt O.: Frau S. Einzelfall: 2 und 3 Jahre vorher ist im Hause Typhus gewesen.

5. Stadt D.: 1889. Arbeiter A. Einzelfall: Der Kranke arbeitete seit mehreren Wochen in einem Gehöft, in dem einige Jahre vorher Typhuskranke gelegen hatten.

6. Stadt D.: Frau O. Einzelfall: Sie zog 1896 in ein Haus, in dem

1887 ein einzelner schwerer Typhusfall vorgekommen war und erkrankte ebenfalls daran.

Einen ähnlichen Fall wie 1. hat 1903 Schlechtendal veröffentlicht: In einem Gehöft erkrankte jeder neue Dienstbote an Typhus, ebenso alle hier geborenen Kinder in der Jugend!

Recht interessant sind nun Typhusverbreitungen von ganz gleicher Art, bei denen durch die Auffindung des infizierenden Dauerträgers der ganze Seuchengang derartiger Hausepidemien klargestellt ist.

Friedel weist darauf hin, daß der von Schlechtendal und die meisten der von Richter angeführten Fälle mit aller Wahrscheinlichkeit auf Infektionen durch Dauerträger zurückzuführen seien. Als Beweis führt er 2 Bacillenträgerinnen an, deren Stühle Typhusbacillen fast in Reinkultur enthielten, die beide im August Typhus durchgemacht hatten und im Dezember in einem Falle die Tochter, im anderen einen Knecht infiziert hatten.

Über weitere Beobachtungen, daß der Typhus direkt an ein Haus gebunden ist und in der Hauptsache neu hinzuziehende Personen, wie Knechte, Dienstmädchen, neue Mieter usw. betrifft, wird von verschiedenen Autoren berichtet:

Liebetrau beschreibt folgende recht instruktive Hausendemie:

In einer Mühle zu W., einem Orte, in dem fast alle erwachsenen Einwohner schon Typhus überstanden hatten, wurden beinahe regelmäßig neu hinzuziehende Personen vom Typhus befallen. Im Jahre 1905 ereignete sich wieder ein Krankheitsfall mit tödlichem Ausgange; die daraufhin vorgenommenen Stuhl- und Urinuntersuchungen ließen einen Bruder der Besitzerin als Dauerträger erkennen, der in Stuhl und Urin Typhusbacillen fast in Reinkultur ausschied. Er hatte 1896 schweren Typhus und wohnt seit vielen Jahren in der Mühle. Er ist also im Anschluß an seine Erkrankung Dauerträger und die Ursache aller seit 1896 im Hause vorgekommenen Typhusfälle geworden. Die Ausscheidung dauert trotz langer Behandlung im Krankenhause fort.

Eine nach sehr vielen Gesichtspunkten interessante Übertragung beobachtete W. Rosenthal:

Im Herbst und Winter 1905/06 erkrankten in einem Hause 3 und in einem Nachbarhause eine Person in Zwischenräumen von einigen Wochen an Typhus. Als Ursache dieser Erkrankungen wurde eine 72jährige Frau S. festgestellt, deren Stuhl Typhusbacillen fast in Reinkultur enthielt. Die Anamnese dieser Dauerträgerin ergab folgendes: Seit 25 Jahren wohne sie mit ihrem 68 Jahre alten Ehemann, der sich wie die Dauerträgerin selbst keiner überstandenen Darmerkrankung erinnert, in demselben Hause. Im Jahre 1878, als in der Stadt und besonders in der Straße, wo sie damals wohnte, eine Typhusepidemie herrschte, sei sie an einem schweren Nervenfieber, ihr Sohn an einer schweren Darmerkrankung daniedergelegen. Als Gewerbe betrieben die Leute Gemüsehandel teils auf den Wochenmärkten, teils im Flur ihres Hauses. Eine Kammer ihrer Wohnung war an 2 Schlafburschen vermietet, die auch ihr Frühstück und Abendessen bei ihren Wirtsleuten einnahmen.

Die Nachforschungen ergaben, daß seit 1897 folgende Typhuserkrankungen im Orte vorgekommen waren, von denen allein auf die Dauerträgerin zurückzuführen waren:

Jahr	Fälle in der Stadt	Auf die Dauerträgerin zurückzuführen
1897	14	1 Schlafbursche der Frau S.
1898	6	1 " " " "
1899	19	1 " " " "
1900	66 ausgedehnte Brunnenepidemie	In einem Nachbarhause 1 Ehepaar und 1 Magd. Die Leute bezogen ihr Gemüse von Frau S.
1901	36 11 durch infizierte Milch	1 Schlafbursche der Frau S., 1 Kind im Hause.
1904	11	1 Schlafbursche der Frau S.
1905	27 12 in der Heil- und Pflegeanstalt	1 Schlafbursche der Frau S., 1 Kind im Hause.
1906	—	1 Kind im Hause.

Es stellte sich also heraus, daß die Typhusträgerin seit 10 Jahren in ihrem Hause immer wieder neue Infektionen verursacht hatte, das Haus hätte man mit vollem Rechte als Typhushaus bezeichnen können. Ein Beweis für die Gefährlichkeit der Dauerträger ist der Umstand, daß durch infiziertes Gemüse mehrere Erkrankungen hervorgerufen worden sind.

Wie hoch sich die Zahl der in einem Hause durch eine Dauerträgerin hervorgerufenen Fälle belaufen kann, zeigt Hilgermann an einem Beispiel:

In einem Fuhrhaltergeschäft waren seit dem Jahre 1895 folgende Typhuserkrankungen, meist bei neu eingetretenen Dienstleuten, vorgekommen:

1895	1 Fall,	1903	3 Fälle,	also zusammen 15 Fälle.
1900	2 Fälle,	1905	4 ,,	
1902	2 ,,	1907	3 ,,	

Schon lange war der Verdacht rege geworden, daß eine 71 jährige Frau, die vor 13 Jahren Typhus gehabt hatte, die Ursache der Erkrankung sei, doch immer wurden Stuhlproben verweigert. 1907 wurden denn im Anschluß an drei Neuerkrankungen in ihrem Stuhle Typhusbacillen in Reinkultur gefunden.

Einen weiteren ähnlichen Fall berichtet Kayser:

Im Mai 1904 erkrankte ein Bäckerlehrling an Typhus und starb. Seine Meisterin hatte vor 10 Jahren Typhus gehabt; in den letzten Jahren erkrankten auffälligerweise alle neuen Gesellen und Lehrlinge kurz nach ihrem Dienstantritt an ,,verdorbenem Magen und Darmkatarrh", was die Frau auf ihre ,,zu gute Kost" zurückführte. In ihrem Stuhle wurden Typhusbacillen festgestellt am 26. Mai 1904 Sieben weitere Stuhlproben waren positiv, drei spätere aber negativ, zeitweise waren sie verweigert worden.

Am 8. August 1905 erkrankte ein Mieter des Hauses an Typhus und starb in der Klinik. Da er den gleichen Abort wie die Dauerträgerin benutzt hatte, wurde diese zur Beobachtung in die Klinik verlegt und man fand in ihren Stühlen sofort wieder reichlich Typhusbacillen; Gruber-Widal war 1 : 100 positiv, im Blute waren keine Typhusbacillen nachzuweisen, Fieber war nicht vorhanden; äußerliche Krankheitszeichen waren nicht sichtbar, die Leber war stark vergrößert.

Ein Gegenstück hierzu führt Gärtner an:

In einer kleinen Stadt waren seit einigen Jahren regelmäßig Typhuserkrankungen vorgekommen. Eine ältere Bäckersfrau, in deren Hause besonders häufig Fälle vorkamen, erzählte dem Autor „tiefbewegt", daß fast alle neuen Dienstboten und Lehrlinge bald nach ihrem Eintritt Typhus bekämen. Da zur Zeit der vorgenommenen Untersuchungen die Existenz von Dauerausscheidern noch unbekannt war, konnte keine Ursache ermittelt werden, doch wird die Vermutung, daß die Frau selbst die Ursache dieser Erkrankungen war, dadurch wahrscheinlich, daß die Frau öfter „leberleidend" war.

Baumann ermittelte folgende, von einem Bacillenträger ausgehende Infektionskette:

Ende August kam ins Krankenhaus zu S. ein Typhuskranker, der wahrscheinlich auf einem Gute G. angesteckt worden war. Der Kranke war dort im Sommer als Schäfer beschäftigt gewesen, hatte aber nur sein Essen im Hause eingenommen und nicht darin geschlafen. Die Nachforschungen ergaben, daß auch auf dem Hofe R., der demselben Besitzer wie G. gehörte, eine Tochter desselben sich in der Rekonvaleszenz einer typhusverdächtigen Krankheit befand. Ihr Blut und das einer Schwester, die in G. die Speisen gekocht hatte und deshalb auch als Ursache für die Erkrankung des Schäfers in Betracht gezogen werden mußte, zeigten eine positive Widalsche Reaktion, die eines Küchenmädchens des Gutes G. war negativ; Stuhl und Urinuntersuchungen der beiden Schwestern verliefen ergebnislos.

Bei einer Taglöhnerin in J., die auf dem Gute G. während des Sommers gearbeitet und auch ihr Essen dort erhalten hatte, war im August die Blutprobe für Typhusbacillen positiv. Seit Juni war sie krank gewesen, hatte aber erst spät einen Arzt zugezogen.

Im gleichen Dorfe trat im November wieder ein Typhusfall auf, der einen Tagelöhner betraf, der ebenfalls auf dem Gute G. beschäftigt war. Stuhl und Urin zeigten keine Typhusbacillen, die Serumreaktion fiel positiv aus.

Die nunmehr auf den Gütern S. und R. vorgenommenen Untersuchungen stellten bei zwei Kindern des Besitzers Typhus fest, beide Male war die Blutprobe positiv; das Serum des Besitzers zeigte keinerlei Agglutination, doch wurden in seinen Stuhlproben mehrere Male Typhusbacillen nachgewiesen, weshalb er als Typhusbacillenträger und somit als Ursache der vorgenannten Typhusfälle betrachtet werden mußte.

Doch sollten diese Typhen nicht die einzigen bleiben, die auf Konto des Bacillenträgers kamen: Für den erkrankten Schäfer trat dessen Bruder ein, der ebenfalls typhuskrank wurde. Mitte Oktober waren wieder drei neue Erkrankungen aufgetreten: ein Sohn, eine Dienstmagd und ein Enkel des Besitzers; der Enkel war bei seinem Großvater zu Besuch gewesen und hatte sich dort infiziert, kurz vorher war ein Bruder von ihm, der auch auf dem Gute in G. gewesen war, an Typhus gestorben.

Im März des nächsten Jahres kamen wieder in verschiedenen Dörfern der Umgegend von G. vier Typhuserkrankungen vor; die Betroffenen hatten sich alle mit höchster Wahrscheinlichkeit im Hofe des Dauerausscheiders, bei dem sie zum Teil in Arbeit standen, infiziert.

So sind von diesem Dauerträger innerhalb kurzer Zeit 16 Typhuserkrankungen ausgegangen, teils durch direkte, teils indirekte Infektion.

Der Verkauf von Milch wurde auf beiden Höfen untersagt.

In einem Hause, berichtet Seige, in dem schon vor mehreren Jahren Typhusfälle vorgekommen waren, wurde gelegentlich einer neuen Erkrankung bei einem Manne ein 1 : 100 positiver Widal, aber negativer Stuhlbefund festgestellt. Der Mann will nie Typhus gehabt haben; er war der einzige, der schon im Hause gewohnt hatte, als die früheren Fälle aufgetreten waren. Das negative Ergebnis der Stuhluntersuchung ist nicht beweisend, da nur eine einzige Probe zu erlangen war und der Ausfall der Gruber-Widal schenReaktion für ein Dauerträgertum spricht, wie Kayser betont.

Einen weiteren Fall eines sogenannten Typhushauses beschreibt derselbe Autor:

In einem Dorfe in Unterelsaß kamen immer wieder Typhusfälle vor. Eine 40 jährige Frau, die 1895 an Typhus erkrankt war, wurde als Dauerträgerin und somit als Ursache aller Infektionen festgestellt.

A. Seitz konnte in zwei benachbarten „Typhushäusern“, in denen in verschiedenen Familien gehäufte Erkrankungen vorgekommen waren, je eine Hausfrau als Dauerträgerin feststellen.

Wie gefährlich ein solches „Typhushaus“ für die Bewohner sein kann, beweist eine Beobachtung Otto Mayers: Ein Polizeidiener erkrankte in dem von ihm neuerbauten Hause 1884 an Typhus und starb. 1887 traten zwei neue Typhusfälle auf bei einem Sohne und einer Tochter, die starb; 1888 erkrankte und starb eine andere Tochter, 1889 eine Hausgenosse. Die Frau des Polizeidieners, die 1903 starb, hat höchstwahrscheinlich als Dauerträgerin diese schweren Typhuserkrankungen verursacht, ihr Tod wird auf eine Reinfektion durch ihre Bacillen zurückgeführt.

Drei weitere Beispiele führt Gg. Mayer an:

In einem Orte überstand ein Bauer 1893 Typhus; seitdem kamen immer und immer wieder Typhusfälle vor. Im Juni 1904 wurde eine Magd, im Oktober ein Knecht vom Typhus befallen. 1906 erkrankten im Juni zur selben Zeit 4 Nachbarn, die vom Wasser des Hausbrunnens getrunken hatten und ein Knecht; ferner im Oktober ein Mieter, im Dezember eine Magd, im April 1907 wurde ein Knecht typhuskrank.

Ein als Dauerträger erkannter Hausbesitzer infizierte im Oktober 1909 einen Mieter, der auszog; als 1906 im September ein Ehepaar einzog, wurde es typhuskrank, im August 1907 erging es einem weiteren neuen Mieter ebenso.

Recht oft ist es auf dem Lande Sitte, daß mehrere Personen, hauptsächlich Kinder oder Dienstboten, zu zweien in einem Bette schlafen müssen. Es kann daher nicht wundernehmen, wenn bei dieser Gewohnheit Dauerträger zu Infektionen Anlaß geben, wie es beispielsweise Dönitz anführt:

Ein Mädchen wurde unter Typhusverdacht ins Krankenhaus gebracht, aber bald wieder entlassen, da bei ihr keine Bacillen nachweisbar waren. Bei der Umgebungsuntersuchung fand man bei einem Dienstmädchen, mit dem zusammen es ein Bett benutzte, Typhusbacillen im Urin.

Frosch bezeichnete 1903 das Vorkommen von Typhushäusern als „eine Eigentümlichkeit des Typhus". Er führt verschiedene Häuser an, in denen nachgewiesenermaßen Einheimische früher Typhus überstanden hatten und neu Hinzuziehende, hauptsächlich neue Dienstboten, fast regelmäßig daran erkrankten. Nach ihm sind solche Vorkommnisse in besonders typhusreichen Gegenden recht häufig und auch den Hauswirten, den Vorstehern von Ortskrankenkassen und besonders den betreffenden Dienstherren bekannt. Ein Dienstherr entließ bei den geringsten Symptomen eines herannahenden Typhus bei neuen Dienstboten diese sofort, um keine Unannehmlichkeiten zu haben.

Schon früher vertrat Frosch die Ansicht, daß in den allermeisten Fällen eigentlich nur der Mensch die Infektionsquelle sein könne, indem er auf die Typhusrekonvaleszenten hinwies, die noch nach Jahren Typhusbacillen in Abscessen und Eiterungen beherbergen, oder an periodisch auftretenden Störungen der Darmtätigkeit und Durchfällen leiden. Auch die jetzt vollständig bestätigte Möglichkeit einer schubweisen Ausscheidung von Keimen aus der chronisch entzündeten Gallen- und Harnblase oder nicht gänzlich verheilten Darmgeschwüren zieht er in Erwägung. Das Zustandekommen einer Infektion durch Überdauern von Typhusbacillen an leblosen Gegenständen, in Jauche, Dung, Schmutz und Erde müsse dem Vorgenannten gegenüber in den Hintergrund treten.

Regionäre Typhusimmunität.

Auf Grund der amtlichen Statistiken der „Typhusstadt" Metz konnte Conradi nachweisen, daß in einem Zeitraume von 25 Jahren 45 der in Metz geborenen Einheimischen an Typhus starben, denen 382 Todesfälle von Zugezogenen gegenüberstehen. Bemerkenswert ist dabei, daß Einheimische hauptsächlich nur im Alter von 1 bis 25 Jahren starben, darüber hinaus aber nur vereinzelte Todesfälle an Typhus vorkamen, während Zugereiste fast in jedem Alter erkrankten und starben.

Genauen Aufschluß über die Verteilung der Todesfälle auf die einzelnen Altersklassen gibt folgende Tabelle:

Alter der Verstorbenen	Ortsangehörigkeit		Alter der Verstorbenen	Ortsangehörigkeit	
	Einheimische	Zugezogene		Einheimische	Zugezogene
1 bis 5	7	5	Übertrag	44	365
6 „ 10	14	7	51 bis 55	1	4
11 „ 15	9	15	56 „ 60	—	7
16 „ 20	8	66	61 „ 65	—	1
21 „ 25	3	170	66 „ 70	—	2
26 „ 30	2	45	71 „ 75	—	1
31 „ 35	—	27	76 „ 80	—	1
36 „ 40	—	9	81 „ 85	—	—
41 „ 45	1	8	86 „ 90	—	1
46 „ 50	—	13	Insgesamt	45	382

Genau übereinstimmend mit diesen Ergebnissen zeigte sich für das Jahr 1903 bis Oktober 1904, daß der Typhus Einheimische fast ausschließlich in jugendlichem Alter befiel, Fremde dagegen in allen Altersstufen, wofür wiederum die tabellarische Zusammenstellung des Autors angeführt sei:

Altersgruppen	Ortsangehörigkeit		Altersgruppen	Ortsangehörigkeit	
	Einheimische	Zugezogene		Einheimische	Zugezogene
1 bis 5	13	1	Übertrag	66	110
6 „ 10	15	6	46 bis 50	—	9
11 „ 15	20	6	51 „ 55	1	5
16 „ 20	7	18	56 „ 60	1	1
21 „ 25	6	27	61 „ 65	—	2
26 „ 30	2	19	66 „ 70	—	1
31 „ 35	2	14	71 „ 75	—	1
36 „ 40	1	12	76 „ 80	—	—
41 „ 45	—	7	Insgesamt	68 Typhusfälle	129 Typhusfälle

Besonders groß war von jeher die Säuglingssterblichkeit in Metz; hauptsächlich zur heißen Jahreszeit wüteten die „Sommerdiarrhöen", unter denen Conradi einen Teil nicht erkannter Typhus- und Dysenteriefälle vermutet; er hält die hohe Kindermorbidität und -Mortalität für eine Auslese unter der einheimischen Bevölkerung im zartesten Kindesalter, unter den Säuglingen.

Eine weitere auffallende Erscheinung war der milde Verlauf des Typhus bei den Schulkindern in Metz.

Bei der Durchuntersuchung der dortigen Volksschulen wurde gefunden, daß in der Zeit von 1. Oktober 1903 bis 1. April 1904 1,05 Proz. der Schulkinder an nicht erkennbarem Typhus erkrankt gewesen waren, was für die jährliche Erkrankungsziffer 2,1 Proz. aller Schulkinder ergeben würde. Diesem nicht erkannten Kindertyphus schreibt der Autor eine Hauptrolle an der Verbreitung des Typhus unter der Metzer Bevölkerung zu.

Andererseits hebt er hervor, daß der milde Krankheitsverlauf des Typhus bei Kindern gewissermaßen eine natürliche Schutzimpfung bedeute, die ihre Immunität in höherem Alter recht wohl erklärlich macht; sie ist also erworben, nicht ererbt.

Die Typhusendemie in der Stadt wird durch die latente Kontaktepidemie unter den Kindern und jugendlichen Personen fortgepflanzt; sie macht sich indessen in der Hauptsache nur bei Eingewanderten bemerkbar.

Die Anschauung, daß gewisse Infektionen zunächst die jugendlichen Individuen befallen und so bei den widerstandsfähigen eine gewisse Immunität der ganzen ansässigen Rasse in Erscheinung tritt, gewinnt ja immer mehr die Oberhand. Zunächst werden wir unwillkürlich an die klassischen Befunde R. Kochs bei der Erforschung der Malaria erinnert.

R. Koch fand bekanntlich, daß sämtliche Kinder der Negerbevölkerung von Malaria befallen werden und daß dann im Verlaufe von wenigen Jahren eine natürliche Immunität eintritt.

Ich möchte ferner an Schittenhelm und Weichardts und anderer Autoren Befunde über den endemischen Kropf erinnern. Auch hierbei zeigt sich in ausgesprochenen „Kropfgegenden", daß in der weitaus überwiegenden Anzahl die Kinder im Alter von ungefähr 11 Jahren vom Kropf befallen sind, während bei den meisten Individuen im Laufe der späteren Jahre der Kropf sich wieder zurückbildet, und eine Art von Immunität entsteht. Denn zahlreich sind die berichteten Beispiele von besonders akutem und starkem Befallensein jugendlicher Individuen, die aus kropffreier Gegend in diese Gebiete kommen. Auch sei an dieser Stelle an die Tuberkulose, sowie an die in jüngster Zeit von Aschoff in interessanter Weise verfochtene Anschauung über die Genese der Blinddarmentzündung erinnert.

Ähnlich wie die Häuser können auch ganze Ortschaften in den Ruf von „Typhusorten" kommen, wenn kürzere oder längere Zeit nach einer größeren Epidemie, die einen beträchtlichen Teil der Bevölkerung ergriffen hatte, die zureisenden Fremden von der Krankheit befallen werden. Diese Tatsache wurde von Frosch als „regionäre Typhusimmunität" bezeichnet und damit erklärt, daß die in den einzelnen Häusern in irgendwelcher Form überdauernden Typhuskeime nicht der durchimmunisierten einheimischen Bevölkerung, wohl aber den noch infektionsfähigen Fremden Schaden bringen können.

Von einem solchen Typhusorte weiß Otto Mayer zu berichten:

Im Orte L. kamen auf einem Gute, Haus Nr. 12, seit 1896 ständig Typhusfälle vor, die sich auch auf die Nachbarschaft erstreckten und noch nicht aufhörten, als der Besitzer die Jauchengrube verlegte und Verbesserungen anbrachte. 1896 war der Gutsherr selbst, später eine Magd auf dem Gehöft an Typhus erkrankt, 1897 folgte die Erkrankung der Hausfrau, 1897 und 98 traten 3 Typhusfälle in einem Nachbarhause auf, 1899 war wieder eine Magd auf dem Hofe, 1900 im schräg gegenüberliegenden Hause Nr. 19 ein Dienstknecht und in Nr. 12 eine Magd vom Typhus befallen. 1901 erkrankten ein Dienstknecht und der Besitzer von Nr. 19, der starb, 1902 daselbst wieder 2 Knechte, von denen einer starb, und im benachbarten Hause Nr. 20 eine Magd an Typhus, 1903 eine Magd wiederum im Haus Nr. 12.

1906 kamen wieder 4 Typhuserkrankungen in 3 Häusern nicht weit von „dem Typhushaus" Nr. 12 am Ende des Dorfes zur Meldung. Der nicht ganz in Ordnung befindliche, von den Bewohnern der 3 Häuser benutzte Pumpbrunnen stand nachgewiesenermaßen mit einem auf der anderen Seite gelegenen Abort in Verbindung, den der Gutsherr von Nr. 12 ca. 14 Tage vor dem Auftreten der neuen Typhusfälle benutzt hatte.

Mit dem Auffinden von Typhusbacillen im Stuhle dieses Mannes wurde die Quelle der seit 10 Jahren grassierenden Seuche entdeckt, die sein Haus und den Ort in so üblen Ruf gebracht hatte.

Wie durch Dauerträger Typhus in bis dahin von diesem freien Ortschaften verschleppt werden kann, zeigt Otto Mayer: Der Typhusstation K. wurde polizeilich gemeldet, daß eine Paratyphusträgerin in ihr Gebiet gezogen sei. Noch bevor Stuhlproben erlangt werden konnten, waren die Schwägerin und mehrere Verwandte der Paratyphusträgerin bereits erkrankt.

Typhusverbreitungen durch Dauerträger in der Familie.

In Ortschaften werden die Dauerträger als Ursachen der Verbreitung im allgemeinen leichter der Nachforschung verborgen bleiben, als in kleineren Gemeinschaften, Haushaltungen, Familien und bei in engem Verkehr miteinander stehenden Verwandten.

Rein schematisch läßt sich die Typhusverbreitung durch Dauerträger in zwei Hauptgruppen teilen:

Solche, die durch direkten Kontakt beim engen Zusammenleben mit einem Dauerträger hervorgerufen worden sind, wie es z. B. in Familien und Häusern vorkommen kann, wo sich aber die Infektionen nur immer auf einzelne Fälle im Verlaufe von Jahren beschränken werden und solche, bei denen ein Dauerträger erst durch die von ihm infizierten Nahrungsmittel oder auch Gegenstände eine größere Anzahl explosionsartig auftretender Erkrankungen hervorrufen kann. Natürlich sind die Grenzen zwischen den einzelnen Gruppen oft nicht scharf zu ziehen, es werden sich Übergänge finden und Gruppen, die sich dieser Einteilung nicht recht unterordnen lassen.

Gleichzeitig lassen sich in jeder Hauptgruppe wieder einzelne Untergruppen aufstellen, und auch hier ergeben sich wieder ganz bestimmte Fragestellungen. So z. B. findet man, wenn die Dauerträgerübertragungen nach bestimmten Berufsklassen geordnet werden, ganz bestimmte Übertragungstypen heraus.

Ich beschreibe zunächst einige interessante, gut verfolgte Verbreitungsarten durch Familienmitglieder.

Hilgermann teilt folgende Fälle mit:

Eine 67jährige Frau hatte 1905 Typhus überstanden: 1907 bekam in ihrem Hause ein Enkelsohn von ihr Typhus. Durch den Fund von Typhusbacillen im Stuhle wurde sie als Dauerträgerin und somit als Ursache der Erkrankung festgestellt.

Eine Dauerträgerin, die bereits 1904 eine große Epidemie verursacht hatte, infizierte ihren Ehemann. Sie hatte sich durch öfteren Wohnungswechsel der bakteriologischen Kontrolle entzogen; durch die Neuerkrankung wurde die immer noch bestehende Ausscheidung von Bacillen bei ihr bestätigt.

Von Schroeter ist folgende Typhusverbreitung durch einen Dauerausscheider angeführt:

In einer kleinen Ortschaft, die seit über 50 Jahren völlig typhusfrei gewesen war, kamen im Verlaufe von 2 Jahren folgende vier Typhuserkrankungen vor: Eine 50jährige Frau erkrankte und starb an Typhus. Ein Jahr später bekam ihre Tochter, 4 Wochen später eine zweite Typhus.

Alles Suchen bei den Familienmitgliedern nach einem Dauerträger blieb erfolglos. 7 Monate später wurde wieder ein Typhusfall gemeldet, der einen 13jährigen Knaben betraf, der bei einer Familie in Pflege war, die nahe der erstgenannten Familie gegenüber wohnte und viel mit ihr verkehrte. Besonderen Verdacht erregte von Anfang an die Pflegemutter des Knaben, die seit 8 Jahren im Orte wohnte, vor 32 Jahren schweren Typhus gehabt hatte und 10 Jahre später an ganz unbestimmten Symptomen erkrankt war: auch eine Erkrankung der Leber oder Gallenblase sei damals diagnostiziert worden; ihr Serum agglutinierte Typhusbacillen bis 1:40.

Von sämtlichen Mitgliedern dieses Haushaltes wurden nun je drei Stuhlproben eingefordert. Zwei waren normal, bei der dritten fanden sich bei der verdächtigen Frau Typhusbacillen, bei den übrigen Stühlen wurde nichts gefunden. Somit war die Pflegemutter des erkrankten Knaben Bacillenträgerin und Ursache von dessen Erkrankung. Auch konnte der Zusammenhang mit den früheren Typhusfällen festgestellt werden, da die Dauerträgerin sehr viel mit der verstorbenen Frau und später noch mit deren Töchtern verkehrt hatte und auch gegenseitig Nahrungsmittel ausgetauscht worden waren. Da eine andere Infektionsquelle nicht aufzufinden war, muß als bewiesen betrachtet werden, daß die Dauerträgerin die Typhuserkrankungen verursacht hat; das spärliche und schubweise Auftreten der Bakterien im Stuhle macht es erklärlich, daß nicht schon mehr Infektionen auf ihr Konto zu schreiben waren.

Vier weitere Fälle führt Liebetrau an:

Eine 28jährige Frau K. wurde im Anschluß an einen Typhus bakteriologisch festgestellte Typhusträgerin. Sie zog zu ihrem Verwandten O. ins Haus, wo sie mit dessen Familie verkehrte. Bald darauf erkrankten ein Sohn und eine Tochter des O. an Typhus; letztere starb. Die K. verzog in einen anderen Kreis, doch erkrankte noch ein weiterer Sohn des O. an Typhus, dessen Krankheit auch durch die Dauerträgerin hervorgerufen war.

Eine Mutter, die sich einen Typhus bei der Pflege ihres Mannes zugezogen hatte, infizierte im nächsten Jahre zwei ihrer Kinder. Im Stuhle der Mutter wurden Typhusbacillen nachgewiesen. Ein drittes Kind der Frau schied ohne klinische Merkmale eines Typhus Bacillen aus.

Eine 40jährige Frau wurde nach einer Typhuserkrankung Typhusträgerin und verursachte „fast mit der Sicherheit eines Experimentes“ die Erkrankung ihrer 3 Kinder.

In einem Orte, in dem bisher kein einziger Paratyphusfall vorgekommen war, erkrankte ein 17jähriger junger Mann an Paratyphus. Die Umgebungsuntersuchung stellte einen klinisch nicht erkrankten 15jährigen Bruder als Bacillenträger fest, der seinerseits wieder von einem älteren Bruder, der als Soldat an Paratyphus erkrankt war, die Keime akquiriert hatte.

Von einer Dauerträgerin berichtet Blumenthal, daß sie die Typhuserkrankung und den Tod ihres ersten Mannes veranlaßt habe, ferner die Erkrankung ihres Bruders und eines Kindes an Durchfall und Fieber (Gruber-Widalsche Reaktion negativ). 100 m von ihrer Wohnung entfernt traten in einem Hause bald 5 Typhusfälle, nach 5 Jahren einer auf, die alle auf die Dauerträgerin zurückzuführen waren.

Brückner führt folgenden Fall an:

In einer Familie erkrankten 4 Mitglieder an Typhus, als dessen Ursache eine Bacillenträgerin ermittelt wurde, die bereits in einem anderen Orte bei einem Besuche eine Verwandte infiziert hatte.

Dafür, daß Bacillenträgerinnen, die infolge ihres Berufes häufig in fremde Häuser kommen, recht gefährlich werden, sei als Beweis ein von Seige veröffentlichtes Vorkommnis angeführt:

In einem kleinen Orte G., der früher typhusfrei gewesen war, trat im Jahre 1901 ein vereinzelter Typhusfall auf, der als eingeschleppt festgestellt wurde. Im Dezember 1903 wurde eine Witwe W. typhuskrank; die Nachforschungen ergaben, daß die Frau in einem Hause, in dem sie als Näherin gearbeitet hatte, infiziert worden war. Eine kranke Tochter, die von auswärts gekommen war, hatte dorthin den Typhus verschleppt und die Erkrankung ihrer Mutter und später zweier Kinder verursacht; daß die verdächtigen Erscheinungen tatsächlich die eines Typhus abdominalis waren, zeigte der Umstand, daß noch im Juli 1904 eines der damals Erkrankten einen für Typhusbacillen 1:100 positiven Gruber-Widal hatte. Der Stuhl der Näherin war im Februar 1904 frei von Bacillen. Ihr schon bei der Krankheit der Mutter kränkelnder Sohn bekam ebenfalls Typhus; im Juli 1904 zeigte sein Blut positive Widalsche Reaktion, während es vorher negativ gewesen war; sämtliche Stuhluntersuchungen waren ergebnislos.

Anfang Juli 1904 erkrankten in einer Familie die Ehefrau und ihr Mann an Typhus, kurz nachdem die Witwe W. dort gearbeitet hatte, der Mann sehr leicht, so daß er seinen Beruf ausüben konnte; Gruber-Widal und Stuhlbefund waren positiv. Auf diesen Rekonvaleszenten ist die Infektion zweier Kinder zurückzuführen, da er seinem Beruf nachging und seine Excrete nicht genügend desinfizierte.

Die daraufhin bei der Witwe W. vorgenommene Stuhluntersuchung ergab Typhusbacillen; der negative Befund im Februar war also nichts anderes als das zeitweise Fehlen der Bakterien im Stuhle einer Dauerträgerin gewesen; die folgenden Stuhlproben zeigten ein Fortdauern der Bacillenausscheidung. Mitte Juli folgten dann zwei weitere Typhen; einer, der eine im Hause der Dauerträgerin oft weilende Nichte betraf, konnte als sicher durch sie hervorgerufen angesehen werden, während bei dem anderen auch Kontakt mit der vorgenannten Familie in Frage kam. Auf das Konto der Dauerträgerin kommt noch die Ansteckung ihrer eigenen Tochter Anfang August mit einem schweren Typhus.

Durch weitere Kontaktinfektionen, bei denen Krankenpflege und Waschen der Wäsche von Typhuskranken erwähnt seien, kam die Zahl der Typhusfälle auf 26 in der Zeit von Juli bis November; von 466 Einwohnern waren also 5,58 Proz. vom Typhus befallen, dessen eigentliche Ursache eine als Näherin tätige Dauerträgerin war. Bemerkenswert ist, daß sie selbst den Typhus, der bei ihr zum Dauerträgertum führte, bei der Ausübung ihres Berufes akquiriert hat.

Otto Mayer führt folgende Fälle an:

In einer Familie, in der schon viele Mitglieder Typhus überstanden hatten, erkrankte im Jahre 1906 ein 13jähriges Mädchen daran. Nach den zahlreichen früheren Typhusfällen konnte man auf eine Infektion durch ein nach dessen Überstehen zum Dauerträger gewordenes Glied der Familie vermuten. Typhuskrank war nämlich gewesen: die Großmutter vor 49 und 20, der Großvater vor 20, eine Tante vor 28, die Mutter vor 23 und ein Bruder des Kindes vor 9 Jahren. Die nicht kranke Mutter wurde als Dauerträgerin von Typhusbacillen ermittelt. Es wurde angenommen, daß auch noch 3 Typhen in früheren Jahren durch sie verursacht seien.

Bei der Typhuserkrankung einer jungen Frau wurde festgestellt, daß das $1^1/_2$jährige Kind derselben 14 Tage vor dem Eintritt der klinischen Erscheinungen bei ihr an Angina und Durchfällen gelitten hatte; bei beiden wurden im Stuhle Typhusbacillen gefunden. Im Ort war ein einziger, mit den jetzigen Fällen nicht in Beziehung stehender Typhusfall vor einigen Jahren vorgekommen. Die Liste der früheren Typhuserkrankungen ließ erkennen, daß der Ehemann der typhuskranken Frau vor 4 Jahren Typhus gehabt hatte; die nun bei ihm vorgenommene Stuhluntersuchung zeigte, daß er Dauerträger war. Die Zahl der dauernd ausgeschiedenen Bakterien war sehr groß, der Dauerausscheider fühlte sich nicht krank und war in seinem Berufe als Lokomotivführer tätig.

Ein Bericht von Seige verzeichnet zwei solcher Fälle:

Im Jahre 1894 erkrankte in einer kinderreichen Familie die Mutter zusammen mit 4 ihrer Kinder an Typhus. 1895 erkrankten wieder zwei Kinder, 1897 ein siebentes. Von den beiden noch nicht erkrankten Kindern bekam eine Tochter 1904 Typhus; bei der Forschung nach der Ursache stellte sich die Mutter als Dauerausscheiderin heraus; die Stuhlbefunde waren auch weiterhin positiv.

Bei einer Witwe, die 1900 Typhus durchgemacht hatte, wurden 1904 wiederholt Typhusbacillen im Stuhle gefunden. Aus diesem Befund ergab sich auch eine Erklärung für die Typhuserkrankung ihres Sohnes vor 2 Jahren, der 10 Tage nach der Rückkehr aus dem bei seiner Mutter verlebten Ferienaufenthalte erkrankte.

Eine Ketteninfektion in einer Familie findet sich bei Gg. Mayer verzeichnet:

Im Mai 1904 wird eine im Hause der Frau B. verkehrende Freundin typhuskrank, im November ihre Nichte; im Dezember erkrankt ein Schulkind, das bei Frau B. wohnt, im September 1907 eines ihrer Kinder am Typhus. Durch die bakteriologische Stuhluntersuchung ließ sich nachweisen, daß Frau B. nach einem Ende 1903 überstandenen Typhus Dauerträgerin geworden war.

Derselbe Autor stellte noch weitere derartige Infektionen fest: 1904 wurden fast zu gleicher Zeit 4 Personen typhuskrank, in J. erkrankten 5, in R. 3, in M. 4 Personen; 3 dieser kleinen Epidemien waren durch die Mütter, eine durch die Großmutter, die Dauerträgerinnen waren, verursacht worden.

Dönitz erwähnt folgende Fälle:

Eine Frau, die sich bei einem Landaufenthalt mit Typhus infiziert hatte, wurde Mitte November aus der Behandlung entlassen; als im August des nächsten Jahres ihr Mann typhuskrank wurde, ließen sich bei ihr Typhusbacillen im Urin nachweisen. Während ihrer Krankheit hatte die Frau kein Urotropin bekommen, weshalb sich die Bacillen in der Blase einnisten konnten.

Zwei Kinder einer Familie waren an Typhus erkrankt; als Ursache der Infektion wurde die eigene Mutter ermittelt, in deren Urin sich Typhusbacillen fanden. Vor 4 Monaten war auf dem Gute ein Typhus vorgekommen, bei dem sich die Frau wahrscheinlich infiziert hatte. Typhusbacillen wurden auch im Hofe dort in der Erde nachgewiesen, wo die Fäkalien hingegossen wurden.

Über einen weiteren charakteristischen Fall berichtet Friedel:

Bei einer als Dauerträgerin festgestellten und belehrten Frau erkrankte ein Knecht an Paratyphus; ihr Schwager, zu dem sie gezogen war, wurde nach 4 Wochen befallen; in den folgenden Monaten wurden in der Familie noch 4 weitere Mitglieder infiziert.

Einige recht interessante Fälle familiärer Infektionen wurden von Kayser beobachtet:

In einer Familie wurde plötzlich ein neueingetretener Hausgenosse typhuskrank. Die Stuhlproben der Familie wurden untersucht und man stellte durch das Auffinden von Typhusbacillen in Reinkultur fest, daß die 59jährige Hausfrau Dauerträgerin war; Typhus oder eine ähnliche Erkrankung will sie nicht gehabt haben.

In einem Haushalte erkrankten 3 Personen an Paratyphus B. Die Stuhluntersuchungen aller übrigen Hausgenossen fielen negativ aus; da 3 Wochen vorher ein Mitglied des Haushaltes eine Pneumonie mit Pleuritis gehabt hatte, so wurde, da die Zeit der mutmaßlichen Infektion mit seiner Erkrankung zusammenfiel, bei ihm eine Blutuntersuchung vorgenommen. Das Ergebnis der Gruber-Widalschen Reaktion, 1:240 für Paratyphus positiv, machte die Vermutung, daß die Infektion von dem Kranken ausgegangen sei, zur Gewißheit. Weiter wurde dies bestätigt dadurch, daß sich im Eiter eines pleuritischen Exsudates, das sich bei dem Patienten gebildet hatte, Paratyphusbacillen nachweisen ließen. Die Frage, ob die Lungenerkrankung primär durch Paratyphusbacillen hervorgerufen worden oder erst eine Folgeerscheinung eines nicht diagnostizierten Paratyphus war, muß offen gelassen werden. Für die primäre Lungenaffektion spricht das sofortige Eintreten derselben ohne vorherige Darmstörungen und das gänzliche Fehlen der Bakterien im Stuhle.

Die Art der Infektion würde bei angenommener primärer Lungenerkrankung eine Verstäubung durch Aushusten gewesen sein.

Eine als Dauerträgerin festgestellte 34 Jahre alte Frau war über die Gefährlichkeit ihres Zustandes für ihre Umgebung belehrt und auch mit Desinfizientien genügend versehen worden. Trotzdem kamen, jedesmal bei neu hinzuziehenden Personen, 6 Typhusfälle in ihrer Umgebung mit 4 nachfolgenden Kontaktinfektionen vor.

Die Dauerträgerin wechselte ihre Wohnung und wieder erkrankten durch sie 3 Personen, von denen dann noch 4 weitere Fälle ausgingen.

Eine 50jährige Schuhmachersfrau wurde gelegentlich einer sehr schweren Typhuserkrankung ihrer Tochter und eines Sohnes als Dauerträgerin festgestellt. Trotz Belehrung und Warnung war die Frau nicht zu bewegen, ihre Stühle zu desinfizieren. Bald darauf infizierte sie das Kind einer verheirateten Tochter, die in der Nähe wohnte, sehr häufig bei ihrer Mutter war und auch öfter das Kind dort ließ; das Kind erlag dem Typhus; im nächsten Jahre erkrankte die verheiratete Tochter selbst und starb ebenfalls.

Eine 40jährige Frau hatte im Alter von 10 Jahren Typhus durchgemacht, danach war Gelbsucht eingetreten; seit 5 Jahren leidet sie an schweren Gallensteinkoliken, im Stuhle entleert sie Typhusbacillen, ihr Gruber-Widal ist 1:1000 positiv. Ihr in demselben Hause wohnender Schwiegersohn erkrankte an Typhus, $^1/_2$ Jahr später ihr Zimmerherr, der starb. Die Möglichkeit der Infektion war durch den gemeinsam benutzten Abort, Geschirre usw. gegeben. Im gleichen Jahre waren in der Nachbarschaft bei Leuten, die mit der Dauerträgerin geschäftlich verkehrten, zwei Typhusfälle vorgekommen. Ob früher schon Typhuserkrankungen eingetreten waren, ließ sich nicht feststellen. Die Belehrung der Dauerträgerin hat den Erfolg gehabt, daß keine Neuerkrankungen in ihrer Umgebung mehr vorkamen.

Eine verheiratete Frau war vor 27 Jahren an Typhus erkrankt und leidet seit etwa 5 Jahren an Gallensteinbeschwerden. Im August war seit längerer Zeit wieder ein solcher Anfall aufgetreten, im September liegt ein Kind von ihr an Typhus darnieder; bereits vor 9 Jahren war ein Fall in der Familie vorgekommen. Obgleich Kayser bei ihr keine Bacillen gefunden hat, spricht er doch die Vermutung aus, daß die Frau im Anschluß an ihre Erkrankung Dauerträgerin geworden ist, die nur schubweise Bacillen entleert hat; der Anfall von Gallensteinen kurz vor der Erkrankung ihres Kindes läßt diese Vermutung als möglich erscheinen.

Klinger berichtet folgendes:

Im Hause einer seit 6 Monaten bakteriologisch festgestellten Dauerträgerin, die vor 30 Jahren an Typhus erkrankt war, erkrankte deren Schwiegersohn und ein Zimmermieter.

Der von Simon berichtete, bereits früher erwähnte Fall, daß eine Frau im Anschluß an eine Gallenblasenoperation zur chronischen Bacillenträgerin wurde, gehört auch an diese Stelle. Die Dauerträgerin infizierte ein $3^1/_2$jähriges Kind, das viel bei ihr aus- und einging, später eine weitere Person.

Derselbe Autor berichtet ferner von einer Frau, die anläßlich der Erkrankung ihrer Tochter als Dauerträgerin festgestellt wurde; die Mutter will nie typhuskrank gewesen sein.

Zahlreiche Übertragungen führt Lentz an:

Eine 36jährige Frau erkrankte im September 1903 an einem schweren Typhus mit Rezidiv; Anfang Oktober wurde sie als chronische Bacillenträgerin festgestellt, bis zum September 1904 waren die in jedem Monat vorgenommenen Stuhluntersuchungen stets positiv ausgefallen.

Im Oktober 1904 erkrankte ein Nachbarkind an Typhus, dem dann noch weitere Erkrankungen seitens dessen Mutter und dreier Geschwister und drei anderer Kinder folgten. Die erste Infektion war nachweislich von der Dauerträgerin ausgegangen, deren Stuhl sich auch wieder am 24. Oktober als typhusbacillenhaltig erwies.

Im Juni 1904 erkrankten in einem Hause zwei Personen an Typhus; als Ursache der Infektion wurde eine 34jährige Aufwartefrau ermittelt, die im Februar desselben Jahres eine leichte Typhuserkrankung durchgemacht hatte. In vier weiteren Stuhlproben waren stets Typhusbacillen gefunden worden.

Gelegentlich einer Umgebungsuntersuchung wurden 1904 im Stuhle einer 56jährigen Frau Typhusbacillen gefunden; nach ihren Angaben hat die Dauerträgerin niemals Typhus gehabt, doch sind in ihrer Familie 1892, 1897 und 1902 Typhusfälle vorgekommen. Der letzte 1902 betraf ein Enkelkind, das, nachdem es 14 Tage zu Besuch bei ihr war, typhuskrank wurde. Eine weitere Stuhlprobe war positiv, alle übrigen negativ.

In einem Hause, in dem vor 2 Jahren eine 43jährige Frau einen schweren Typhus überstanden hatte, kamen 1898 bei dem Bruder und dem Sohne der Frau Typhuserkrankungen vor, mit nachfolgenden Kontaktinfektionen in der Nachbarschaft. 1902 war eine Tochter der Frau unter typhusverdächtigen Symptomen erkrankt, im Dezember 1903 wurde diese als Bacillenausscheiderin festgestellt, deren Stuhl, wie durch 9 Untersuchungen gezeigt werden konnte, stets Typhusbacillen enthielt.

Von 1893 bis 1903 waren in einem Hause und den beiden anliegenden Nachbarhäusern zusammen 14 Typhusfälle vorgekommen. Im Februar 1904 entdeckte man die Ursache in einer 39jährigen Dauerträgerin, die 1893 und 1897 schwere Typhuserkrankungen durchgemacht hatte; ihre Stuhlproben waren weiterhin stets positiv.

Im Herbst 1898 war im Hause der Witwe H. ein Soldat einquartiert, der kurz darauf an Typhus erkrankte. Derselbe Fall ereignete sich nach dem Manöver 1901. Im Mai 1904 wurde der Sohn der H. typhuskrank und starb. Seine Mutter wurde als Dauerträgerin ermittelt; sie selbst will nie an Typhus erkrankt sein, doch sei ihr Mann 1892 daran gestorben.

Ein 6jähriges Kind, das nach einem leichten Paratyphus zum Dauerträger wurde, rief eine Epidemie in einem Nachbarhause hervor, bei der 8 Fälle auftraten, darunter 2 tödliche.

Die Erkrankung eines Mannes an Paratyphus führte zur Entdeckung seiner im gleichen Hause wohnenden Schwägerin als Paratyphusträgerin, die vor $^{1}/_{2}$ Jahre ganz leicht daran erkrankt war. Jede weitere Stuhluntersuchung ergab ein positives Resultat.

Schuhmacher konnte bei der Untersuchung der Typhusepidemie in Cröw das verderbliche Wirken der Dauerausscheider, hauptsächlich in Familien, aufs deutlichste erweisen.

Von einer größeren, 25 Fälle umfassenden Epidemie, die durch eine Dauerträgerin hervorgerufen worden ist, berichtet Lentz:

In der Zeit vom 10. Juli bis 20. August erkrankten 15 Personen an Typhus, denen dann bis Oktober 8 weitere Fälle folgten. Es stellte sich heraus, daß bereits schon seit 15. Juni ein 15jähriger Knabe wegen fieberhaften Magendarmkatarrhs vier Wochen zu Bett gelegen hatte; im Anschluß daran war am 28. Juni eine 76jährige verwandte Nachbarin und dann die ihren Sohn pflegende Mutter erkrankt, und so hatte der Typhus durch fortwährenden Kontakt immer weitere Ausdehnung genommen. Eine Brunneninfektion war auszuschließen, deshalb wurde im Hause des zuerst erkrankten Knaben eine Umgebungsuntersuchung vorgenommen, die zeigte, daß sein 17jähriger Bruder zwar im Stuhle keine Typhusbacillen, aber einen 1:50 positiven Gruber-Widal hatte. Da bei ihm nicht die geringsten klinischen Symptome vorhanden gewesen waren, und er bis Anfang Mai 6 Wochen in einem anderen Orte bei Verwandten gewesen war, so wurden dort Untersuchungen angestellt mit dem Ergebnis, daß in einem Nachbarhause der Verwandten eine 38jährige Bacillenträgerin gefunden wurde. Diese hatte im Anfang März desselben Jahres Typhus gehabt, und ihr Stuhl war noch am 5. April positiv gewesen. Von ihr wird der 17jährige zu Besuch weilende junge Mann einen klinisch nicht bemerkbaren Typhus akquiriert haben, worauf der Ausfall der Widalschen Reaktion schließen läßt; bei der Heimkehr ist der Bruder infiziert worden, daran schloß sich dann die Epidemie an. Immerhin wird das Urteil über die Art und Weise der Verbreitung in all den Fällen unsicher, in denen keine Typhusbacillen in dem Stuhle des vermeintlichen Überträgers gefunden wurden, und die Schlüsse haben dann nur den Wert von Wahrscheinlichkeitsschlüssen oder, wie Rubner sich treffend auszudrücken pflegt, „den Wert plausibler Erklärungen".

Haben wir in den vorstehenden Fällen gesehen, daß oft Dauerträger zu Besuch weilende Verwandte infizierten oder diese bei Besuchen den Typhus als wenig willkommenes Gastgeschenk hinterließen, so ist die Infektionsmöglichkeit ebenso gegeben bei Dienstboten, sei es nun, daß eine Dienstherrin neu eintretende infiziert oder diese der Herrschaft durch ihr Dauerträgertum gefährlich werden.

Dienstherrschaften und Dienstboten als Dauerträger.

Frosch hatte schon darauf hingewiesen, daß der größte Prozentsatz der weiblichen Personen, die zu Dauerträgerinnen werden, im Haushalt beschäftigte Frauen oder Dienstmädchen sind. Schon die bisher angeführten Fälle lassen erkennen, wie gefährlich oft eine in Haushalt oder Küche beschäftigte Dauerträgerin werden kann, verdankte doch ein großer Teil der Typhushäuser einer solchen im Haushalt beschäftigten Ausscheiderin seinen üblen Ruf.

Über beide Infektionsarten seien hier einige Literaturbelege angeführt.

Einige Ausbreitungen, bei denen es sich um die Infektion von neuen Dienstboten durch eine dauernd Bacillen ausscheidende Dienstherrin handelt, sind schon unter den Typhushäusern beschrieben worden.

Bei Hilgermann finden sich folgende Übertragungen verzeichnet:

Eine 36jährige Frau war 1905 an Typhus erkrankt; 1907 bekam ein Arbeiter, der bei ihr beschäftigt war, Typhus; bei der bakteriologischen

Umgebungsuntersuchung wurde sie als Dauerträgerin ermittelt, ihr Stuhl enthielt Typhusbacillen in Reinkultur. Eine gleiche Infektion verursachte eine 59jährige Frau, bei der anamnestisch kein Typhus nachzuweisen war, deren Stuhl jedoch Typhusbacillen enthielt.

Allein über 3 Verbreitungen von Infektionen durch Dienstherrinnen, welche Dauerträgerinnen waren, berichtet Kayser:

Eine 35jährige Frau wurde nach einem im Juni 1904 überstandenen Typhus chronische Bacillenträgerin. Ein neues Dienstmädchen erkrankte 3 Wochen nach ihrem Eintritt im Januar 1905 an Typhus. Das gänzliche Fehlen von Typhus oder auch nur verdächtiger Erkrankungen in ihrer Heimat weist mit Notwendigkeit auf eine Infektion durch die Dienstherrin hin.

Eine 31jährige Frau war bei mehreren im Haus auftretenden Typhusfällen im Juli 1904 leicht erkrankt. Im April trat wieder im Hause ein neuer Typhusfall auf, der das Dienstmädchen dieser Frau betraf. Durch die vorgenommenen Untersuchungen wurde die Dienstherrin als Ausscheiderin und Quelle der neuen Infektion festgestellt. Die Gruber-Widalsche Reaktion war 1:100 positiv, die Bacillenausscheidung dauert fort; die übrigen Untersuchungen im Hause waren alle negativ verlaufen.

Das Dienstmädchen eines 49jährigen Fräuleins erkrankte im Juni 1905 an Typhus. Ihre Herrin gab an, vor 24 Jahren Typhus gehabt zu haben, das Serum war auch bei 1:50 negativ. Die Stuhluntersuchungen führten zu keinem positiven Resultate, doch waren diese nicht beweisend, da die ängstlich gewordene Person wahrscheinlich falsches Material abgeliefert hatte; vielleicht hat es sich aber auch hier um eine Infektion durch eine Dauerträgerin gehandelt.

Wie gefährlich nun als Dienstboten, besonders als Köchinnen beschäftigte Dauerträgerinnen werden können, darüber haben uns schon mehrere der früher angeführten Fälle belehrt; einige neue seien hier hinzugefügt.

Recht einleuchtend wird das verderbliche Wirken einer bacillenausscheidenden Köchin in einem Fall, den Friedel ausführlich beschreibt:

Ein im Jahre 1889 an Typhus erkranktes 21jähriges Dienstmädchen war nach der Genesung 7 Jahre bei einer Familie in M., dann ein Jahr in E. in Stellung; Typhuserkrankungen sind, wie sie angibt, in keiner der beiden Familien vorgekommen. Während ihrer Dienstzeit von November 1898 bis März 1901 als Köchin in R. erkrankten 1899 im Juni der Hausherr, im Herbst ein Kind und die beiden diese pflegenden Krankenschwestern an Typhus. Während ihres Aufenthaltes vom März 1901 bis Januar 1902 bei ihrer Schwester in einem kleinen Orte trat dort im Juni 1901 bei dieser, dann bei deren Tochter und schließlich im Herbst bei der Mehrzahl der Nachbarn Typhus auf. Spätere Nachforschungen ergaben, daß fast alle Einwohner des Ortes erkrankt gewesen waren.

Zwei Monate nach ihrem Dienstantritt im Januar 1902 als Köchin bei zwei Junggesellen in H. erkrankten beide und dann die sie pflegende Krankenschwester an Typhus. Auch nach Eintritt in ihre neue Stellung von Juli bis Dezember 1903 als Köchin bei einem Fabrikanten zeigten sich bei drei Kindern desselben Typhuserkrankungen. Die Köchin ging auf einige Zeit zu ihrer Schwester, dann 3 Monate in einen neuen Dienst. Als sie wieder in ihre frühere Stelle bei dem Fabrikanten trat, ereigneten sich nochmals 2 Typhuserkrankungen: im Oktober 1904 erkrankte der Hausherr und starb, im Januar 1906 wurde ein Sohn befallen.

Der durch die vielen Typhuserkrankungen in der Umgebung der Köchin bestehende Verdacht, daß sie selbst diese durch die von ihr ausgeschiedenen Typhusbacillen hervorgerufen haben könnte, wurde vollauf durch den stets positiven Stuhlbefund bestätigt.

Nicht weniger als 24 nachgewiesene Typhusfälle sind auf diese Dauerträgerin im Verlauf von 8 Jahren sicher zurückzuführen; man darf annehmen, daß noch mehrere, nicht mehr nachzuweisende Erkrankungen ihr zuzuschreiben sind.

Ein Gegenstück hierzu wird von Soper angeführt:

Eine Köchin, die nie Typhus gehabt haben will, verursachte innerhalb 9 Jahren bei 8 verschiedenen Familien 7mal Typhusfälle, deren Zahl zusammen 26 mit 1 Todesfall betrug; 2mal waren die zuerst Erkrankten Bediente, 3mal Wäscherinnen. Die Typhuserkrankungen, die oft nach der Übersiedelung in die Sommerwohnungen der Familien auftraten, wurden meistens auf Wasserinfektion oder Kontakt zurückgeführt. Die Köchin wurde isoliert und wies 16 Monate hindurch Typhusbacillen im Stuhle auf. Alle versuchten Mittel zur Befreiung des Stuhles von den Typusbacillen hatten keinen Erfolg.

Es ist erklärlich, wenn bekannte Dauerträgerinnen nur schwierig Stellung finden können. Von Kayser wird ein derartiges Vorkommnis, das er als „Leidensgeschichte" einer Bacillenträgerin bezeichnet, erwähnt: Eine 20jährige Fabrikarbeiterin wurde 1904 im Anschluß an eine Typhuserkrankung zur Dauerträgerin. Auf den Bericht des behandelnden Fabrikarztes hin wurde die Arbeiterin erst vom Betrieb ausgeschlossen und dann entlassen. Im Frühjahr 1905 ließ sie sich in der medizinischen Klinik zu Straßburg mit einer Naunyn-Gallensteinkur und medikamentös behandeln; der Erfolg blieb aber aus. Da ihre Bewerbung um ihre alte Stellung in der Fabrik zurückgewiesen wurde, ging sie dann in Straßburg als Zimmermädchen in Stellung. Jede neue Stuhluntersuchung fiel positiv aus, deshalb wollte das für ihre Stelle fürchtende Mädchen dies verschwiegen wissen. Als aber doch die Herrschaft erfuhr, daß ihre Wohnung eine Bacillenausscheiderin beherberge, wurde sie sofort aus dem Dienst entlassen. Darauf nahm sie, ohne es anzuzeigen, in einer anderen Stadt eine Stellung an. Da jedoch auch ihr neuer Aufenthaltsort im Typhusbekämpfungsgebiete lag, wurde die Dauerträgerin bald gefunden. Die neuen Stuhluntersuchungen verliefen jedoch alle negativ, was stark vermuten ließ, daß fremde Stühle eingeliefert worden waren, damit die Dauerträgerin nicht aufs neue ihrer Stellung verlustig ginge.

Daß eine derartige Scheu, Bacillenträgerinnen in Dienst zu nehmen, in der Tat berechtigt ist, kann nicht geleugnet werden. Folgendes, von Gärtner beobachtet, zeigt, in welch hohem Grade Bacillenträgerinnen, die sich mit der Zubereitung von Speisen befassen, gefährlich werden können.

In einem Dorfe waren innerhalb von 8 Tagen 18 Typhuserkrankungen vorgekommen, die auf eine Wasserinfektion zurückgeführt wurden. Merkwürdig war die Verteilung der Erkrankungen in bezug auf Alter und Geschlecht: während vorzugsweise bei Epidemien jugendliche Personen und von beiden Geschlechtern das weibliche mehr befallen wird, waren hier 10 Männer, 6 Frauen und 2 Kinder erkrankt.

Das Alter verteilte sich auf:

1. bis 10.	Lebensjahr	2	Personen,	41. bis 50.	Lebensjahr	3	Personen,
11. „ 20.	„	2	„	51. „ 60.	„	4	„
21. „ 30.	„	1	„	69.	„	1	„
31. „ 40.	„	3	„	72.	„	2	„

Bis auf eine Person hatten alle Erkrankten an der Feier einer goldenen Hochzeit teilgenommen; die ersten Erscheinungen waren bei allen in der Zeit vom 9. bis 12. Mai aufgetreten; der einzige nicht an der Feier beteiligt gewesene Kranke hatte von den dort verabreichten Speisen erhalten, seine Frau hatte daran teilgenommen. Der Verdacht, der sich anfangs gegen die Wasserleitung wegen der teilweise mangelhaften Beschaffenheit der Röhren gerichtet hatte, mußte fallen gelassen werden, da außer den bei der Hochzeit Beteiligten im ganzen Dorfe niemand erkrankt war, auch nicht in dem von demselben Strang der Leitung versorgten Nachbarhause.

Zwischen dem Tage der Feier und dem Eintreten der Krankheit lagen 18 bis 21 Tage; dies und die bereits erwähnte Tatsache, daß nur Leute, die selbst an der Feier beteiligt waren oder von den Speisen derselben genossen hatten, erkrankt waren, wies mit aller Deutlichkeit auf eine Infektion der bei dem Mahle genossenen Speisen oder Getränke hin. Die verschiedenen Fleischsorten mußten ausgeschlossen werden, denn es war niemand im Kundenkreis der Lieferanten, der sonst von dem in Frage kommenden Fleische genossen hatte, krank geworden. Durch dieselben Schlüsse mußten das von verschiedenen Händlern gelieferte Weiß- und Rotkraut, der Feldsalat, der saure Rahm, die Milch und die Butter ausgeschlossen werden.

Alle diese Überlegungen mußten mehr und mehr die Vermutung bestärken, daß die Keime nur im Hause selbst auf Nahrungsmittel übertragen worden sein könnten; in erster Linie kam natürlich dann das bei Zubereiten der Speisen beschäftigte Küchenpersonal in Frage. Die sechs Frauen, die die Speisen hergerichtet hatten, wurden genau über frühere Krankheiten, hauptsächlich über typhusähnliche befragt. Nur die Schwiegertochter des Hochzeitspaares hatte vor 13, ihre Tochter vor 7 Jahren Typhus gehabt.

Die daraufhin bei beiden Personen vorgenommene Stuhluntersuchung ergab bei der Schwiegertochter Typhusbacillen fast in Reinkultur;

ihr Serum agglutinierte einen Laboratoriumsstamm 1:2000, den eigenen Stamm sogar bis 1:7000! Später wurde festgestellt, daß die Dauerträgerin auch Gallensteine hatte.

Die Gäste hatten angegeben, daß der Kartoffelsalat ihnen verdächtig geschmeckt habe; tatsächlich hatte auch die Schwiegertochter am Tage vor dem Fest die gekochten Kartoffeln mit geschnitten. Da der Salat erst kurz vor dem Fest zubereitet wurde, so hatten die von den Händen der Trägerin an die Kartoffeln gelangten Bacillen günstige Gelegenheit gehabt, auf diesem vorzüglichen Nährboden reichlich zu wachsen und nach dem Vermengen den ganzen Salat zu durchsetzen; der beigefügte Essig und die Milchsäure konnten höchstens die außen an den Kartoffelscheiben sitzenden Bacillen schädigen (s. S. 65 oben).

Da eine andere Infektionsquelle nicht zu finden war, muß als erwiesen betrachtet werden, daß die Bacillenträgerin durch infizierte Nahrungsmittel die Epidemie hervorgerufen hat. Die Typhuserkrankung von zwei ihrer Kinder vor sieben Jahren, von denen eins starb, wird auch auf diese Dauerträgerin zurückzuführen sein.

Eine analoge Art der Infektion findet sich bei Brückner verzeichnet:

In der 2. Eskadron des Dragonerregiments zu S. kamen im Februar 11 Typhuserkrankungen vor. Als Ursache wurde ein Bacillenträger ermittelt, als Zwischenträger der Keime mußte höchstwahrscheinlich Kartoffelsalat angesehen werden.

Einen eigenartigen Fall von Typhusübertragung beobachtete Scheller:

In einem Orte, der längere Zeit typhusfrei gewesen war, kamen nacheinander in einem Hause mehrere Typhusfälle vor; die Sperrung eines verdächtigen, sehr nahe der Senkgrube gelegenen, äußerst mangelhaften Brunnens verhinderte jedoch nicht das erneute Auftreten von Erkrankungen. Da der Brunnen auch von nicht Erkrankten benutzt worden war, kam er nicht für die Infektion in Frage, sonstige Anhaltspunkte für eine Ansteckung durch Typhuskranke konnten nicht gefunden werden. Die weiteren Nachforschungen ergaben, daß eine Hausfrau auf einem $1^1/_2$ km entfernten Fort als Kartoffelschälerin beschäftigt war und von dort öfters kalte Kartoffeln, kaltes Gemüse, Fleisch, Suppen, Milch, Brotreste mitnahm und zu Hause mit ihrer Familie verspeiste. Die Kartoffeln wurden in der Schusterwerkstatt des Forts geschält, in der noch 3 Soldaten arbeiteten; alle waren gesund, einer hatte ungefähr vor 6 Monaten im Manöver Typhus gehabt. In seinem Harn fanden sich denn auch Typhusbacillen in Reinkultur. Da eine andere Infektionsmöglichkeit nicht gefunden werden konnte, mußte als erwiesen angesehen werden, daß der Typhus durch Nahrungsmittel, die von diesem Bacillenträger infiziert worden waren, verschleppt worden ist. Später erkrankte noch einer der in der Schusterei beschäftigten Soldaten.

Einen ganz ähnlichen Fall konnte Fornet ermitteln:

Als im Jahre 1906 in einem Hotel etwa 20 Personen gleichzeitig unter mittelschweren Darmerscheinungen erkrankten, war bei drei befallenen Dienstboten der Gruber-Widal für Paratyphusbacillen 1:100 positiv.

Da nach der Lage der Dinge eine Infektion durch Wasser oder Milch auszuschließen war, lenkte sich der Verdacht auf Kartoffelsalat oder eine Vanille-Griesspeise. Keine dieser beiden verdächtigen Nahrungsmittel war jedoch noch vorhanden, der Gries und die Vanille wurden untersucht, jedoch erfolglos.

Nach 8 Tagen erkrankte im gleichen Hotel ein Herr an typhusverdächtigen Symptomen. Die bei ihm vorgenommenen Blutuntersuchungen waren erst am Ende der dritten Krankheitswoche für Typhusbacillen 1:100 positiv; Bacillen ließen sich im Blut und Stuhle bei ihm niemals nachweisen.

Durch diese zweite Infektion in dem Hause wurde der Verdacht auf einen möglicherweise unter dem Personal befindlichen Dauerträger gelenkt; die daraufhin gerichteten bakteriologischen Untersuchungen aller noch nicht untersuchten Angestellten verliefen jedoch negativ.

Wenige Monate später kam im Orte eine Typhuserkrankung vor. Durch die Umgebungsuntersuchung wurde die Mutter des Erkrankten als Typhusbacillenausscheiderin gefunden; vor 20 Jahren hatte sie Typhus durchgemacht, ihr Serum agglutinierte aber Paratyphus-B-Bacillen bis 1:100, Typhus nicht. Außerdem wurde festgestellt, daß die Dauerträgerin in dem Hotel zu der in Frage kommenden Zeit in der Küche ausgeholfen hatte und den früheren Untersuchungen deshalb entgangen war, weil sie nicht mit im Hause wohnte. Da bei ihr Typhusbacillen im Stuhle gefunden wurden, ihr Serum jedoch Paratyphus B-Bacillen agglutinierte, so muß man annehmen, daß sie beide Arten als Dauerträgerin beherbergte. Somit lag Doppelinfektion vor, die ja auch von Conradi, Kayser, Rimpau und Gaehtgens beschrieben worden ist. Die Vermutung, daß ein Bacillenträger durch Nahrungsmittelinfektion die Erkrankungen verursacht habe, hat also durch das Auffinden dieser Frau ihre Bestätigung gefunden.

Dauerträger im Nahrungsmittelgewerbe.

Gerade die im Nahrungsmittelgewerbe beschäftigten Personen sind ja vor allem in bezug auf die Verbreitung von Infektionskrankheiten besonders gefährlich, falls sie Dauerträger sind. Sind doch die meisten Nahrungsmittel außerordentlich geeignete Substrate, auf denen sich die Bakterien rasch vermehren! Frosch spricht die Ansicht aus, daß jedenfalls ein Teil der nicht ermittelten Infektionsarten auf Typhuskranke oder Dauerträger im Nahrungsmittelgewerbe zurückzuführen sei.

Bei früher erwähnten Fällen haben wir gesehen, daß Kartoffeln und Gemüse geeignete Nährsubstrate sind, auf die Typhusverbreitungen sich zurückführen lassen; ferner ist die Milch ein sehr häufiges Verbreitungsmittel der Typhusbacillen, ist sie doch sogar ein gebräuchliches kulturelles Differenzierungsmittel der Typhusbacillen von den Kolibacillen. Nach Pfuhls Untersuchung hielten sich die Typhusbacillen in der Milch: Probe I 13 Tage, Probe II 11 Tage, Ruhrbacillen in Probe I 8 Tage, in Probe II 27 Tage; alle Proben hatten im Eisschrank bei 7 bis 10° gestanden.

Bassenge wies durch seine Untersuchungen nach, daß Typhusbacillen in der Milch so lange lebensfähig bleiben, bis sie sich derart verändert hat, daß sie zur Nahrung nicht mehr tauglich ist.

Bei der stark verbreiteten Gewohnheit, rohe Milch zu trinken, kann es daher gar nicht wundernehmen, wenn, namentlich im Sommer bei hohen Temperaturen, die sowohl den Bacillen bessere Wachstumsbedingungen bieten als auch die Konsumenten zum vermehrten Genuß roher Milch anregen, die Zahl der Infektionen, die auf sie zurückgeführt werden muß, ungemein groß ist. Genau wie der Typhusbacillus kann auch der Paratyphusbacillus in der Milch lange Zeit lebend bleiben und so zu Infektionen Anlaß geben.

Kersten stellte fest, daß Paratyphus-B-Bacillen sich sehr lange in gewöhnlicher Handelsmilch erhalten oder vermehren können und fand sie noch lebensfähig: Bei im Eisschrank gekühlter Milch nach 61, bei Zimmertemperatur nach 64 Tagen, bei 37° noch nach $4^1/_2$ Monaten in unendlicher Zahl, ohne daß bei einer Probe eine Virulenzschwankung eingetreten wäre. Die im Eisschrank stehende Milch war nach drei Tagen sauer, die anderen Proben alkalisch, später amphoter.

Recht zahlreich sind dementsprechend die festgestellten Typhusübertragungen durch Milch.

Kayser stellte ihre Zahl bei 260 Typhusfällen in dem Jahre 1904 bis Oktober 1905 auf 60 fest, also über 23 Proz. Für das Jahr 1905 beliefen sich die Fälle sogar auf 51 von 126 Erkrankungen, also ca. 40 Proz.

Neben diesen Zahlen ist auch die Vergleichung der Berufe, bei denen hauptsächlich eine derartige Infektion vorkommt, recht interessant. Von 260 Typhuskranken waren nach Kayser 30 gleich 11 Proz. Dienstmädchen und Küchenpersonal, 12 gleich 5 Proz. Bäcker und 44 gleich 17 Proz. in der Küche tätige Arbeiterinnen und Hausfrauen.

Der Autor nennt deshalb den durch verseuchte Milch hervorgerufenen Typhus eine Berufskrankheit der Bäcker, Dienstmädchen und des Küchenpersonals.

Nach einer neueren Zusammenstellung desselben Autors kamen von 505 Typhuserkrankungen allein 135 = 26,7 Proz. höchstwahrscheinlich auf eine Infektion durch bacillenhaltige Milch. Diese Art der Infektion wird durch die hohe Zahl der erkrankten Dienstmädchen, Bäcker und Kinder ausgedrückt.

25 Dienstmädchen, 13 Köchinnen, 20 Bäcker, Kinder insgesamt 139.

Die mit 2,6 Proz. berechnete Typhusmorbidität der Bäcker ist zum allergrößten Teile auf den Genuß roher Milch zurückzuführen; ist doch sogar nach Kayser die künstliche Frischerhaltung der Milch, „das Salzen“ ein vielgeübter Brauch, der sich trotz aller Warnungen vor der Typhusgefahr nicht ausrotten läßt.

Nach dem Gesagten ist es erklärlich, wenn Bacillenträger in Milchwirtschaften besonders leicht Epidemien veranlassen können.

Zwei solcher Fälle führt Kayser an.

In St. waren am 23., 29. und 30. März und Anfang April 5 Typhusfälle in verschiedenen Straßen eines Viertels vorgekommen, einer mit tödlichem Verlauf. Es ließ sich nachweisen, daß alle rohe Milch von einem Händler genossen hatten; dieser hatte die in Frage kommende Milch aus zwei Höfen eines Dorfes bezogen. Alle Insassen der Höfe waren gesund, jedoch ließ sich durch die Schulversäumnisliste feststellen, daß ein zwölfjähriger Sohn eines Bauern vor einem halben Jahre längere Zeit wegen „Hustens" in der Schule gefehlt hatte. Die daraufhin in der Familie des Knaben vorgenommenen Stuhluntersuchungen waren anfangs negativ, auch bei dessen gallensteinleidender Mutter; bei dem Knaben selbst waren später Typhusbacillen nachweisbar. Eine Möglichkeit zur Infektion der Milch war durch den schlechten, direkt neben dem Abort gelegenen Brunnen, an dem die Milchgeräte gespült wurden, gegeben. Wenn auch im anderen Hofe die Verunreinigung des mangelhaften Brunnens durch Ausscheidung fremder Personen nachweislich war, ließen sich doch bei diesen frühere Darmerkrankungen weder anamnestisch noch bakteriologisch ermitteln.

Bei einer neuen Epidemie kamen vom 5. bis 23. Juni 8, von Anfang bis 26. August 9 Typhuserkrankungen mit 2 Todesfällen in verschiedenen Stadtteilen vor. Sämtliche Erkrankten hatten in der mutmaßlichen Infektionszeit rohe Milch aus der gleichen Molkerei getrunken, nach deren Lieferantenliste in sämtlichen in Frage kommenden Gehöften eingehende Besichtigungen vorgenommen wurden. In dem Dorfe waren verschiedene Mitglieder einer Familie des überstandenen Typhus verdächtig; die Blutuntersuchung zeigte bei der gesunden Frau, die in der Milchwirtschaft beschäftigt war, eine positive Widalsche Reaktion 1 : 100 auf Typhusbacillen. Später wurden auch in ihrem Stuhle Typhusbacillen gefunden.

Seit der Entdeckung dieser Dauerträgerin wird nur noch abgekochte Milch aus dem Hofe verschickt; eine auf sie zurückführende Epidemie ist nicht mehr vorgefallen.

Von Brückner werden folgende Fälle angeführt:

Ein Epidemie von 9 Typhusfällen in H. und 2 in M., darunter 2 Todesfälle, war ausgegangen von 2 Bacillenträgerinnen, deren eine im Milchverkauf tätig war. In einer Bäckerei trat ein Typhusfall auf, an den sich im gleichen Orte noch 6, in einem anderen Orte einer anschlossen; 2 der Kranken starben. Als Ursache wurde die Milchlieferantin, die Dauerausscheiderin war, ermittelt.

Durch eine Dauerträgerin erkrankte ein Milchhändler, der seine Milch nach einer Bäckerei lieferte. Der Bäcker erkrankte und nach ihm weitere 13 Personen.

Bei einem Milchhändler waren drei nicht erkannte Typhuserkrankungen vorgekommen, die erst als solche festgestellt wurden, nachdem in 2 verschiedenen Orten Typhusfälle vorgekommen waren, die auf die Milch zurückgeführt werden konnten.

19 Erkrankungen und 2 Todesfälle wurden durch infizierte Milch hervorgerufen; die Epidemie war ausgebrochen, nachdem in das Haus eines Milchhändlers der Typhus eingeschleppt worden war.

Von einer Bacillenträgerin gingen durch die Vermittlung von Milch 6 Typhuserkrankungen aus.

Welche verderbliche Rolle Dauerträger bei der Typhusverbreitung durch Milch spielen können, zeigt ferner eine Darstellung Kossels:

In der Stadt O., in der jährlich einige Typhusfälle vorkamen, ereigneten sich im Jahre 1906 im Mai 3, Juni 5, Juli 6 neue Fälle, die stets gruppenweise auftraten. Die Vermutung, daß diese Art des Auftretens auf eine gemeinsame Infektionsquelle zurückgeführt werden müsse, fand ihre Bestätigung durch die Angabe von 21 Erkrankten, daß sie von einer Handlung bezogene Milch teils roh getrunken, teils roh zur Herstellung von Speisen verwendet hätten.

In der Milchhandlung waren tatsächlich Unreinlichkeiten vorgekommen, nach deren Abstellen jedoch im August wiederum gemeinsam 11 Fälle auftraten. Aus diesen erneuten Typhusfällen war anzunehmen, daß schon infizierte Milch in die Hände des Händlers gelangt sei.

Von den Gütern, aus denen die Milch bezogen wurde, war besonders eines seit vielen Jahren als Typhushaus verdächtig. Es wurde festgestellt, daß in der Stadt F. seit einer Reihe von Jahren und auch in allerletzter Zeit Typhuserkrankungen vorgekommen waren, die ebenfalls den Verdacht auf die von dem Gute gelieferte Milch gelenkt hatten.

Die nunmehr angestellten Nachforschungen ergaben folgendes:

In den Jahren 1857 und 1872 hatten in dem Dorfe B., von dem das Gut einen Teil bildet, Typhusepidemien geherrscht, die zur Folge hatten, daß der Ort ein ausgesprochener Typhusort wurde, in dem nur noch Kinder und zugereiste Personen erkrankten. Durch die von der Stadt F. ausgehenden Erhebungen wurde das durch Verunreinigungen von oberhalb gelegenen Ortschaften verdächtige Wasser der Nidder auf dem Gute von der Verwendung in der Milchwirtschaft ausgeschlossen mit dem Erfoge, daß viel seltener als bisher neue Arbeiter an Typhus erkrankten. Die Erkrankung eines Brenners auf dem Gute und die Epidemien in O. und F. zeigten jedoch, daß auf dem Gute selbst die Infektionsquelle sein müsse; das nur zeitweise Auftreten der Epidemien wieder ließ darauf schließen, daß nur manchmal die Milch infiziert worden war und auch nur ein Teil von ihr.

Von sämtlichen 15 Personen, die beim Kühemelken oder sonst in der Milchwirtschaft beschäftigt waren, wurden Stuhlproben untersucht und es wurden auch bei einem 54jährigen Schweinefütterer, der manchmal zum Kühemelken verwendet wurde, Typhusbacillen gefunden. Alle späteren Stuhluntersuchungen blieben positiv; Typhus will der Dauerträger nie gehabt haben. Er wurde vom Melken ausgeschlossen mit dem Erfolge, daß eine neue Infektion durch rohe Milch zunächst nicht mehr erfolgte.

Im Mai des folgenden Jahres kam in F. ein einzelner Typhusfall vor, der wieder dem Genuß roher Milch zugeschrieben wurde. Durch die Nachforschung wurde festgestellt, daß der Dauerträger entgegen dem Verbote der Behörden wieder in der Milchwirtschaft gearbeitet hatte.

Auch von Scheller konnte die verderbenbringende Wirksamkeit eines Bacillenausscheiders im Molkereibetriebe erwiesen werden:

In einer großen Domäne waren seit 14 Jahren 32 Typhusfälle vorgekommen, die nur Leute betrafen, die dort arbeiteten. Allen hygienischen Maßnahmen zum Trotz konnte die Seuche nicht zum Erlöschen gebracht werden. Durch ausgedehnte Nachforschungen wurde dann nachgewiesen, daß die meisten der Familien, in denen die Typhuserkrankungen vorgekommen waren, ihre Milch von der Domäne bezogen; auch von denen, die eine eigene Kuh besaßen, ließ sich feststellen, daß sie manchmal aushilfsweise die Milch der Domäne gebrauchten.

Eine Frau U., die seit 30 Jahren auf der Domäne, aber erst 14 Jahre in der Milchwirtschaft tätig war, hatte vor 17 Jahren Typhus überstanden; auffällig erschien, daß kurz nach ihrem Eintritt in die Milchwirtschaft der erste Typhus vorgekommen war. Bei der bakteriologischen Untersuchung von 40 Personen, die direkt oder indirekt mit der Molkerei zu tun hatten, stellte sich heraus, daß außer der Frau U., die im Stuhle Typhusbacillen fast in Reinkultur, im Harne nur gelegentlich ausschied, noch 17 Typhusbacillenträger vorhanden waren; nur 4 von diesen hatten früher Typhus gehabt. Spätere Untersuchungen verliefen bei ihnen jedoch stets negativ, so daß angenommen werden mußte, daß sie nur gelegentliche Bacillenausscheider waren, die die von der chronischen Dauerausscheiderin aufgenommenen Bakterien symptomlos wieder ausschieden. Durch Fernhalten der Dauerträgerin gelang es denn auch, Neuerkrankungen zu verhüten.

Ein sehr beredtes Beispiel für die Gefährlichkeit von Bacillenträgern im Milchbetriebe bietet ein Bericht Wernickes über die Typhusepidemie in Posen 1905:

Während der Jahre 1901 bis 1904 waren nur eine geringe Anzahl Typhusfälle vorgekommen, die Höchstzahl betrug 1904 39; im Jahre 1905 waren vom 1. Januar bis 1. April 5 Erkrankungen gemeldet.

Im Mai betrug die Zahl der Typhusfälle nur 2, um dann plötzlich im Juni auf 24 zu schnellen. Weiter traten auf:

Im Juli:	1. bis 10. 8,	11. bis 20. 25,	21. bis 31. 112,	zusammen 145	Fälle
„ August	1. „ 10. 70,	11. „ 20. 31,	21. „ 31. 33,	„ 134	„
„ September:	1. „ 10. 29,	11. „ 20. 17,	21. „ 30. 10,	„ 56	„
„ Oktober:	1. „ 10. 11,	11. „ 20. 13,	21. „ 31. 4,	„ 28	„
„ November:	insgesamt 13,	1. bis 10. Dezember 1 Fall.			

Die Zahl der aufgetretenen Typhuserkrankungen betrug also vom Juni bis Anfang Dezember bei dieser Epidemie nicht weniger als 401. Zunächst wurde nach der großen Ausdehnung der Erkrankungen und dem Auftreten in den verschiedensten Stadtteilen und Straßen eine Wasserepidemie angenommen, zumal am 1. Juli wegen einer Störung im technischen Betrieb Wasser der Warthe mit dem Grundwasser über das Filter geschickt worden war.

Die am 26. Juni angestellte bakteriologische Untersuchung des Warthewassers hatte jedoch die geringe Zahl von 915 Keimen ergeben, ebenso stellte die Zählung der Keime des filtrierten gemischten Wassers fest, daß die Filtration eine sehr gute gewesen war.

Dann war auch die Beteiligung der verschiedenen Lebensalter und Geschlechter sehr auffallend.

Im Juni und Juli war die Kindersterblichkeit eine sehr große gewesen; dann waren, besonders im Juli, vorzugsweise Kinder und Frauen erkrankt, während die Zahl der Männer bedeutend geringer war.

365 vom 17. Juli bis 4. Dezember gemeldete Typhuserkrankungen verteilten sich auf 141 Männer und 217 Frauen; siebenmal war kein Geschlecht angegeben.

Nach dem Alter geordnet waren beteiligt:

1. bis 15. Lebensjahr 154, 16. bis 25. 127, 26. bis 30. 41 der Erkrankten.

Von den einzelnen Berufsklassen waren vertreten:

34 noch nicht schulpflichtige Kinder, 45 Schüler, 41 Schülerinnen, 20 Arbeiterinnen, 5 Krankenpflegerinnen, 56 Ehefrauen, 6 Witwen, 36 Dienstmädchen.

Von Männern betraf die Epidemie 20 Arbeiter in Tagelohn, 37 Handwerker, 11 Kaufleute, 6 Beamte, je einen Hausbesitzer und Rentier.

Ferner sprach gegen eine Verseuchung des Wassers, daß zur fraglichen Zeit bei den Regimentern, dem Bezirkskommando und dem Arresthaus der Garnison Posen mit zusammen 7082 Mann nur 7 am Typhus erkrankt waren. 5 Typhusfälle in einem Infanterieregiment, dessen Kaserne nur mit Leitungswasser versorgt wurde, waren auf Kontakt in Viktualiengeschäften und Wirtshäusern, die in unmittelbarer Nähe der Kaserne gelegen und in denen Typhuskranke gewesen waren, zurückzuführen. In einem anderen Regimente waren zwei Kasinoordonnanzen erkrankt; in der Kaserne hatte nur die Offiziersspeiseanstalt Leitungswasser, doch war außer den beiden kein einziger Fall vorgekommen, weder unter den Offizieren, die von dem Wasser getrunken hatten noch unter dem Küchenpersonal, das die Geschirre gespült hatte.

Von einem großen Teile aller Typhuskranken und auch den beiden Ordonnanzen wurde zugegeben, daß sie rohe Milch, die aus einer Molkerei S. bezogen worden war, getrunken hatten; von 33 in einem Krankenhause behandelten Patienten konnten 28 bestimmt aussagen, daß sie Milch aus der betreffenden Molkerei genossen hatten. Ferner deutete der Umstand, daß allein 5 Angestellte der Molkerei sich unter den Erkrankten befanden, mit aller Bestimmtheit darauf hin, daß die Quelle der Infektionen die Milch sein müsse. Das Personal der Molkerei erhielt rohe Milch soviel es wollte, jeder Milchjunge täglich $^1/_2$ Liter.

Durch die bakteriologische Untersuchung wurde nachgewiesen, daß ein großer Teil der Typhusfälle als Paratyphus anzusehen war. Die Ursache wurde gefunden in einem Milchjungen, der Paratyphusbacillenträger war. Zwei seiner Brüder, ein 18jähriger, der Milchkutscher war, und ein 3jähriger, befanden sich unter den im Juli erkrankten Personen

Ein weiterer Dauerträger wurde gefunden in der Person eines Typhusbacillen ausscheidenden Milchjungen, dessen Bruder ebenfalls typhuskrank war.

Die weiteren Stuhluntersuchungen, die nach der Meinung des Autors sicher noch mehr Bacillenträger zutage gefördert hätten, konnten nicht mehr einwandfrei durchgeführt werden, da das Personal Stuhlproben verweigerte, als bekannt wurde, daß gefundene Dauerausscheider den Dienst verlassen mußten.

Die Tatsache jedoch, daß nach Ausschließen jeder weiteren Infektionsquelle 5 Typhuskranke und 2 Bacillenträger unter dem Personale einer Molkerei zu finden waren, läßt deren Gefährlichkeit im Nahrungsmittelbetriebe wieder deutlich zutage treten, besonders im Hinblick auf die große Zahl der Erkrankungen.

Der Beweis, daß auch verseuchte Sahne, die zum Bereiten von Torten verwendet wurde, diese zum Zwischenträger von Infektionskeimen machen kann, wird durch folgende kleine Epidemie erbracht:

Kurze Zeit nach dem Genuß einer Vanilletorte erkrankten mehrere Leute an Magendarmstörungen; in ihren Stühlen ließen sich Paratyphusbacillen nachweisen. Es wurde festgestellt, daß die zur Herstellung der Torte verwendete Sahne aus der Molkerei S. stammte; eine Infektion der Sahne in der Molkerei ist durch den als Paratyphusbacillenträger nachgewiesenen Milchjungen als erwiesen anzusehen.

Fischer beschreibt eine Typhusepidemie, bei der ebenfalls Milch als Verbreitungsmittel in Frage kam, die so infiziert wurde, daß die Milchgefäße mit Typhuswasser gereinigt waren.

Im Jahre 1892 kamen in der Zeit vom August bis September 177 Typhusfälle in einem ganz bestimmten Stadtbezirke vor. Es ließ sich nachweisen, daß alle Erkrankten von einem Milchlieferanten ihre Milch bezogen hatten. Im Hause dieses Milchhändlers waren Typhuskranke gelegen und es gelang, in dem Brunnenwasser, mit dem die Milchgefäße gereinigt wurden, Typhusbacillen einwandfrei nachzuweisen.

Daß die „Typhusstraßen“ zum größten Teile Absatzgebiete von Nahrungsmittelhändlern sind, wie Bäcker, Metzger, Gemüsehändler und in allererster Linie Milchhändler oder große Molkereien, die sogenannte Sammelmilch verkaufen, wurde mehrfach einwandfrei nachgewiesen.

So wurden nach den Angaben Kaysers in Straßburg drei Verbreitungsbezirke als zum Kundenkreis einer großen Molkerei, einer kleinen Milchhandlung und eines herumziehenden „Milchmannes“ gehörig gefunden; zwei weitere waren in der Nachbarschaft von Bäckereien gelegen. Alle Krankheitsfälle ließen sich durch die Feststellung von 3 Dauerträgern und 2 Typhuskranken hinreichend erklären.

Gg. Mayer konnte übrigens zweimal bei ganz verschiedenen Milchproben Paratyphusbacillen finden, ohne daß von diesen eine Infektion ausgegangen wäre.

Übertragung durch von Dauerträgern infizierte Nahrungsmittel.

In früher erwähnten Fällen sahen wir, daß Bacillenträger dadurch, daß sie Gemüse infizierten, Erkrankungen hervorriefen. Hauptsächlich sind es Salate, Rettiche und ähnliches, was ungekocht genossen wird.

Das Abwaschen kann nicht imstande sein, die Keime zu entfernen, und das sogenannte „Anmachen" bewirkt eine völlige Durchsetzung der Salate mit Bacillen. Ferner ist zu bedenken, daß Grünwaren nie lange aufbewahrt werden, so daß die ev. an ihnen haftenden Typhusbacillen noch völlig lebensfähig sein können. Nach dem Gesagten wird es erklärlich erscheinen, wenn Typhuserkrankungen hervorgerufen werden durch Gemüse, die von einem Bacillenträger infiziert wurden.

Einige Literaturstellen dienen zum Beweise:

Nach Brückner wurden bei einer kleinen Epidemie von 8 Typhuserkrankungen, von denen aber drei tödlich verliefen, in dem betreffenden Orte zwei Dauerträgerinnen gefunden. Eine trieb Gemüsehandel und mußte als Quelle der Infektionen angesehen werden.

Dönitz erwähnt bei einer Zusammenstellung über die Ansteckungsquellen der Berliner Typhusfälle, daß ein größerer Teil der nicht sicher aufgeklärten Ursachen mit hoher Wahrscheinlichkeit auf infizierte Nahrungsmittel zurückgeführt werden muß, hauptsächlich solche, die mit Dung in Berührung kommen und roh genossen werden, wie grüner Salat und Rettiche; für letztere führt er zwei wahrscheinlich durch sie hervorgerufene Infektionen zum Beweise an.

Eine Übertragung des Typhus durch Obst, das von Dauerträgern infiziert war, findet sich bei Kayser verzeichnet:

Eine verheiratete Frau pflegte eine Freundin in einer anderen Stadt im Wochenbett; in der Familie der Wöchnerin waren vor einem Vierteljahre einige Typhusfälle vorgekommen, doch hatten die Nachuntersuchungen bei keinem Rekonvaleszenten Typhusbacillen im Stuhle mehr ergeben. Als die Frau zurückkehrte, brachte sie Obst und Backwerk mit, das sie mit ihrem Manne aß. Der Mann wurde kurz darauf schwer typhuskrank, die Frau fühlte sich kurze Zeit lang nicht wohl, ein Verdacht auf Typhus bestand jedoch bei ihr nicht.

Die in der Familie der Wöchnerin angestellten bakteriologischen Untersuchungen hatten den Erfolg, daß im Stuhle der Wöchnerin reichliche Typhusbacillen gefunden wurden; irgendwelche Krankheitssymptome bestanden zurzeit nicht. Durch Obst und Backwerk als Zwischenträger hat also die Dauerträgerin einen schweren Typhus hervorgerufen.

Im Anschluß an die Krankheit wurde der Mann Dauerträger. Als seine Frau später bei einem Unfall einen Stoß gegen den Leib erlitt, schloß sich daran eine für traumatische Perityphlitis gehaltene fieberhafte Erkrankung, die aber bald als Typhus festgestellt wurde. Das Trauma hatte hier infektionsbegünstigend gewirkt; der Mann hatte seine Stühle nicht mehr desinfiziert, so daß er zweifellos als Quelle der Erkrankung zu gelten hat.

Von den übrigen, im Nahrungsmittelgewerbe tätigen Dauerträgern bedeuten besonders die Metzger und die in Gastwirtschaften bediensteten Personen eine nicht zu unterschätzende Gefahr. Sehr oft sind auch in diesen Betrieben Unsauberkeit und Schmutz vorhanden, so daß reichlich Gelegenheit zur Infektion der Nahrungsmittel gegeben ist.

Brückner führt mehrere Epidemien an, die durch die Unsauberkeit und Schmutz in Metzgereien, die zur Verstreuung der Typhuskeime führten, eine große Verbreitung gewonnen hatten.

Wie dabei die Infektionsmöglichkeiten durch Verschleppung der Keime in einen anderen Zweig des Nahrungsmittelgewerbes sich vervielfältigen können, zeigt folgende epidemiologisch sehr wichtige Verbreitungsweise des Typhus:

In N. war ein Metzgergeselle leicht erkrankt, ein Verdacht auf Typhus lag nicht vor. Um sich „in der Luft zu erholen", besorgte er das Abliefern des Fleisches in der Umgegend, auch nach dem Orte K., wo die Metzgerei bei einem Limonadenfabrikanten ihre Niederlage hatte. Nach kurzer Zeit traten in K. plötzlich 19, in einem anderen Orte 5 Typhuserkrankungen auf, die auf den Genuß von Limonade zurückzuführen waren. Ein schweres Rezidiv des Metzgergesellen ließ auch die erste, leichte Erkrankung als Typhus abdominalis erkennen; 47 Erkrankungen mit 8 Todesfällen waren durch eine an Typhus ambulatorius erkrankte, im Nahrungsmittelgewerbe beschäftigte Person entstanden.

Daß Limonade als Zwischenträger von Typhusbacillen in Frage kommen kann, lehren die Versuche Pfuhls, der fand, daß Typhusbacillen im Selterswasser in zwei verschiedenen Proben bei einer Temperatur von 7 bis 10° sich einmal 15, dann 27 Tage lebend erhielten. Ruhrbacillen waren noch nach 24 Tagen nachzuweisen.

Durch eine Bacillenträgerin, die in einem Orte zu Besuch weilte, war eine Erkrankung verursacht worden, an die sich wieder mehrere Kontaktfälle anschlossen, bis plötzlich 23 Personen typhuskrank wurden. Der Ausgangspunkt dieser Epidemie war ein Gasthaus, dessen Besitzer bis kurz vor seinem Tod noch im Betriebe beschäftigt gewesen war; seine Erkrankung ist auch einer der durch den Besuch der Bacillenträgerin verursachten Kontaktfälle.

Durch eine Gastwirtin, die Dauerträgerin war, wurden nach Gg. Mayer 5 gleichzeitige Typhuserkrankungen bei ihren Dienstboten, Verwandten und Bekannten hervorgerufen.

Daß ein bisher fast typhusfreier Ort durch eine im Lebensmittelbetrieb beschäftigte Dauerträgerin zum „Typhusort" werden kann, zeigt folgendes Beispiel Brückners:

Im Orte W. waren seit dem Jahre 1903 folgende Typhusfälle vorgekommen:

1903 — Fall,	1906 — Fall,	1909 — Fall,
1904 1 „	1907 — „	1910 5 Fälle,
1905 — „	1908 1 „	1911 12 „

Im Juli 1910 war eine Gastwirtsfrau an Typhus erkrankt und wurde Dauerträgerin. Die übrigen vier Typhusvorkommnisse des Jahres 1910 und sämtliche 12 des nächsten Jahres sind auf ihr Konto zu setzen.

Ganz ähnliche, auf durch Dauerträger infizierte Speisen zurückzuführende Epidemien von „Eßgenossenschaften" führt Gg. Mayer an.

In jedem einzelnen Falle war nachzuweisen, daß ein Dauerträger im Haushalt beschäftigt war. Allen war gemeinsam, daß wahrscheinlich infizierte Nahrungsmittel die Ursache waren und die Schwere der Erkrankungen, die auch die Kinder betraf. Gg. Mayer führt das letztere auf die Zahl der aufgenommenen Bacillen zurück.

Ein am 15. Juli leicht erkranktes Mädchen half ihrer Mutter in der Wirtschaft; in der Zeit vom 20. bis 25. August traten bei 9 von den 13 Hausbewohnern, die gemeinsam speisten, schwere Typhuserkrankungen auf. Das Kind wurde als Dauerträgerin und Ursache der Erkrankungen festgestellt; die Eltern und eine Großmutter der Dauerausscheiderin waren nicht erkrankt. Zwei Kontaktinfektionen folgten noch bei zwei Frauen, die sich aus Neugierde in das Haus begeben hatten.

Dauerträger und Wasserepidemien.

In diesem Kapitel ist auch die Verbreitung des Typhus durch Wasser, das von Typhusträgern infiziert worden ist, anzuführen.

Was diese Verbreitung anbetrifft, so ist sicherlich früher manches explosionsartige Auftreten zu unrecht ohne weiteres als Wasserepidemie bezeichnet worden.

Mit dem Fortschreiten der bakteriologischen Technik im Auffinden der Typhus- und Paratyphusbacillen und der damit in Zusammenhang stehenden, sich mehrenden epidemiologischen Erfahrung mußte man zu dem Schlusse kommen, daß durch infiziertes Wasser hervorgerufene Epidemien doch viel seltener seien, als früher angenommen wurde.

Im allgemeinen sind ja die einwandfreien Befunde von Typhusbacillen im Wasser selten. Gewöhnlich wird als Grund des Mißerfolges die lange Dauer der Inkubation bei Typhus angegeben. Zur Zeit der Untersuchung sind die Bacillen aus dem verdächtigen Brunnen bereits wieder verschwunden.

Die Frage, wie lange sich Typhusbacillen lebend im Wasser erhalten können, ist von den verschiedenen Autoren ganz verschieden beantwortet worden. Für die verschiedenen Ergebnisse kommen nach Matthes und Neumann wieder die Art der Versuchsanordnung, die Beschaffenheit des Wassers, wie Temperatur, chemische Zusammensetzung, Keimzahl, Grad der Belichtung, Geschwindigkeit der Bewegung in Betracht.

Nach Loefflers Bericht auf dem 10. internationalen Kongreß für Hygiene sind Typhusbacillen in reinem Wasser bis zu 2 Wochen nachweisbar, bei Verunreinigung mit Kanalwasser sollen sie sich länger halten und sogar vermehren können.

Pfuhl fand bei seinen Versuchen, daß sich im Leitungswasser bei 7 bis 10 ^{0} (Brunnentemperatur) Ruhrbacillen 9, Typhusbacillen 26 Tage lebensfähig erwiesen.

Jordan, Russel und Zeit stellten fest, daß bei künstlicher Verunreinigung von Wasser, es wurde mit Fäkalien und Typhusbacillen vermischt, die Typhusbacillen schon nach 24 Stunden bei 16 bis 18^{0} daraus verschwunden waren. Um ihre Versuche mehr der Wirklichkeit anzupassen, entnahmen sie aus einem See, einem Fluß und einem Kanal Wasser, verrieben darin Typhus- oder Paratyphusbacillen und hängten die Mischungen in Pergament- und Celloidinsäcken in die betreffenden Gewässer hinein. Typhus- oder Paratyphusbacillen fanden sie so 3 bis 4 Tage lang.

Dem steht der Befund von D. Konradi entgegen, der Typhusbacillen in sterilem und destilliertem Wasser noch nach 499, bei 37° nach 429 Tagen lebensfähig fand. Im Leitungswasser hielten sie sich bei Zimmertemperatur 499 Tage.

Es ist nicht meine Aufgabe, in dieser Zusammenfassung über die Verbreitung von Typhus durch Dauerträger das Gebiet der Wasserinfektion erschöpfend zu behandeln; ich möchte nur erwähnen, daß ein Suchen von Typhusbacillen in verdächtigen Wässern, die von Dauerträgern infiziert sein können, mit der heutigen Technik durchaus nicht ganz aussichtslos erscheint.

Wir selbst haben den Nachweis von Typhusbacillen in infiziertem Brunnenwasser zu bringen vermocht einfach dadurch, daß große Mengen von Brunnenwasser im Faust-Heimschen Apparate bei niederer Temperatur eingetrocknet und der Rückstand auf Endo- und Malachitgrünplatten verarbeitet wurde*).

Beck und Ohlmüller führen die Verseuchung einer Quelle durch einen Bacillen ausscheidenden Rekonvaleszenten an.

In Detmold trat im Herbste 1904 eine Typhusepidemie auf, die wegen ihres explosionsartigen Auftretens, ihrer Verbreitung über 6,7 Proz. der gesamten Einwohnerschaft und in allen Teilen der Stadt als durch infiziertes Wasser hervorgerufen angesehen werden mußte.

Die Untersuchung der 8 km von der Stadt entfernten Quellen ergab durch Kochsalzversuche einen Zusammenhang mit der Oberfläche und der sogenannten Wildsuhlquelle mit den drei übrigen. Im Oktober zeigte sich nach einem starken Niederschlage bei Quelle I, II und III eine starke Vermehrung der Keimzahl; die fortgesetzte bakteriologische Untersuchung hatte das Resultat, daß am 20. November im Wasser der Quelle II Typhusbacillen gefunden wurden.

Die Typhusbacillen erwiesen sich im Tierversuch stark virulent, da eine Aufschwemmung von $^{7}/_{20}$ Öse Agarkultur in 1 ccm ein 200 g schweres Meerschweinchen bei intraperitonealer Einverleibung nach 24 Stunden tötete. Diese Virulenz der gefundenen Bakterien ließ, wie Ohlmüller meint, darauf schließen, daß sie sich noch nicht lange im Boden befunden haben könnten, da sich die Virulenz bei längerem Verweilen der Bakterien darin vermindert. Es wurden deshalb die Arbeiter, die beim Abdichten der Wildsuhlquelle beschäftigt waren, genau über früher durchgemachten Typhus befragt; zwei von ihnen hatten im September desselben Jahres an Typhus krank gelegen, einer hatte seit 11. November an den Arbeiten bei der Quelle teilgenommen. In seinem Urin wurden am 20. und 21. Dezember Typhusbacillen aufgefunden; Typhusbacillen ließen sich auch aus Erd-

*) Ausführlich beschrieben im Jahresbericht der K. bakteriologischen Untersuchungsanstalt zu Erlangen 1911.

proben, die vom Quellenmund stammten, und aus einem Sandhaufen in der Nähe der Arbeitsstätte züchten.

Ist auch der Befund von Typhusbacillen im Wasser der Quelle nicht in Zusammenhang mit der Epidemie zu bringen, sondern auf eine ganz neue Infektion desselben zurückzuführen, so ist doch der Beweis erbracht, daß durch einen bacillenausscheidenden Typhusrekonvaleszenten die Verseuchung einer Quelle stattgefunden hat.

H. Kayser beschreibt ebenfalls die Verseuchung von Brunnenwasser durch eine Dauerträgerin.

Eine 31 jährige verheiratete Frau, Mutter von 3 gesunden Kindern, war mit 14 Jahren typhuskrank gewesen. Im August 1905 zog die Familie in einen Vorortneubau, dessen Abortgrube noch nicht vollständig ausgebaut und dessen Brunnen mangelhaft abgedeckt war; es konnte nachgewiesen werden, daß eine Verunreinigung des Brunnenwassers durch Abortgrubeninhalt einmal stattgefunden hatte.

Am 19. August wurden eine Tochter und ein Sohn der Familie typhuskrank; die bakteriologischen Untersuchungen stellten die Mutter als Dauerträgerin fest. Da eine andere Infektionsquelle nicht gefunden werden konnte, mußte das durch die Abgänge der bacillenausscheidenden Mutter infizierte Brunnenwasser, das die Kinder der großen Hitze wegen sehr oft getrunken hatten, als Ursache der beiden Typhuserkrankungen angesehen werden.

Der Autor gibt an, daß von 505 der Straßburger Typhusfälle im Jahr 1903 bis 1907 74 oder 14,6 Proz. auf Wasserinfektionen zurückzuführen seien. Es kommt dabei nicht nur Wassertrinken, sondern auch jede Art von Wassersport, besonders Schwimmen in Betracht; der Genuß von schlechtem Brunnenwasser oder von Eisstückchen soll nach seiner Ansicht weniger gefährlich sein.

Von 65 Typhusfällen, die in Berlin vorkamen, stellte Dönitz fest, daß nicht weniger als 10 = 15,4 Proz., auf eine Infektion durch Wasser zurückgeführt werden mußten; Schwimmer, Segler, Angler und Ruderer waren die Erkrankten; die Zeit, in der die Erkrankungen vorkamen, betraf hauptsächlich die heißen Monate.

Auch Brückner erwähnt die Typhusverbreitung durch Wasser, das von einer Bacillenträgerin infiziert war. Bei einer Epidemie von 22 Erkrankungen mit 10 Todesfällen ließ sich diese Infektion des Wassers feststellen.

Einen merkwürdigen Fund von Paratyphusbacillen machte Gg. Mayer im Wasser einer Quelle:

Diese sollte beim Bau einer Wasserleitung verwendet werden; ihre bakteriologische Prüfung ergab jedoch Paratyphusbacillen in Reinkultur. Es war ausgeschlossen, daß die Quelle in den letzten Jahren infiziert worden war; daher mußte die Infektion auf den Stollen eines Bergwerkes, das vor ca. 30 Jahren zugeschüttet worden war, aus dem die Quelle kam, zurückgeführt werden. Über 30 Jahre müßten sich die Bakterien, die durch Bergarbeiter in den Stollen verschleppt worden sein könnten, darin lebend erhalten haben. Es war jedoch von der stark benutzten Quelle nie eine

Infektion ausgegangen, weshalb Gg. Mayer die Bakterien für eine nicht pathogene Art der Paratyphusbacillen hält.

Die Quelle wurde zur Wasserleitung verwendet, ohne daß sie Infektionen verursacht hätte; noch nach 3 Jahren waren die Keime nachzuweisen, später jedoch nicht mehr.

Bei der mangelhaften Reinlichkeit der Landbevölkerung und ihren oft unzulänglichen Brunnen ist es klar, daß ein Dauerträger in ausgedehntem Maße das für weite Kreise bestimmte Wasser infizieren kann. Wir führen hier 2 Beobachtungen von Frosch als typisch an, denen jeder erfahrene Praktiker ohne weiteres eine große Anzahl ähnlicher hinzufügen könnte.

Frosch sah, wie eine Hausfrau das „bis zum Rande gefüllte“ Nachtgeschirr eines Typhuskranken entleerte und dann, ohne sich gewaschen zu haben, ihren häuslichen Obliegenheiten, wie Essen zubereiten, zur Milchwirtschaft nötige Geschirre reinigen oder Melken, nachging. Eine als Typhusrekonvaleszentin noch Bacillen ausscheidende Magd ging direkt vom Abort zum Melken.

Charakteristisch ist, daß die Franzosen den Typhus „La maladie des sales mains“ nennen.

Durch Dauerträger infizierte Wäsche.

Nicht allzu selten sind auch die Übertragungen von Typhus durch infizierte Wäsche, die dann hauptsächlich Wäscherinnen betreffen; gleichzeitig findet aber sehr oft, da das Schmutzwasser infolge der mangelhaften Brunnen leicht in diese zurückfließen kann, eine Verseuchung der Brunnen statt. Auch die durch Waschwasser verursachte Straßenverunreinigung kommt für die Verbreitung des Typhus in Frage, hauptsächlich bei Erkrankung von Kindern, die auf der Straße gespielt haben.

Daß auch Dauerträger für diese Art der Verbreitung eine Rolle spielen können, ist sicher nachgewiesen.

Man muß bedenken, daß nach Pfuhls Untersuchungen an Leinwand angetrocknete Dysenteriebacillen bei Zimmertemperatur sich 17, Typhusbacillen dagegen 97 Tage lang lebensfähig erhielten; dadurch wird es erklärlich, daß die Wäsche Typhuskranker, die oft nicht genügend oder sogar nicht selten gar nicht desinfiziert zum Waschen kommt, leicht zur Verbreitung der Krankheit in der oben geschilderten Weise beitragen kann.

Sehr oft ist bei der Auffindung von Dauerträgern beschrieben, daß sie „Typhusbacillen fast in Reinkultur“ ausschieden. Da nun, wie an anderer Stelle noch genauer dargelegt werden soll, die Falten der Crena ani gute Schlupfwinkel für die mit der Defäkation ausgeschiedenen Typhusbacillen bieten, werden diese leicht mit den dem Körper anliegenden Kleidungsstücken, hauptsächlich dem Hemd, in Berührung kommen können. Selbst wenn daher ein gewissenhafter Dauerträger Hände und Stuhl genügend desinfiziert, so ist doch immer noch eine Infektionsmöglichkeit auf dem angedeuteten Wege gegeben.

Ein Beleg von Weiterverbreitung durch infizierte Wäsche sei angeführt.

Von Kayser wird berichtet:

In der Irrenanstalt Hördt kamen vom September 1904 bis Januar, allen hygienischen Maßnahmen zum Trotze, nacheinander 14 Typhuserkrankungen vor. Erst die Auffindung und Isolierung von 2 Dauerträgern ließ mit einem Schlage die Erkrankungen aufhören. Eine der erkrankten Frauen war eine Wäscherin, die die Wäsche der Abteilung, in der die Dauerträger gefunden worden waren, gewaschen hatte. Drei ihrer Stuhl- und Urinproben in der Rekonvaleszenz waren negativ gewesen, doch wurde sie im September als Dauerträgerin und Ursache neu aufgetretener Typhuserkrankungen ermittelt; die Gruber-Widalsche Reaktion war bei ihr 1 : 1000 für Typhusbacillen positiv!

Gg. Mayer hat von einem „Epidemiekonvolute“ einen „Typhusstammbaum“ aufgestellt, der sich aus 5 Epidemien zusammensetzt und vom 7. Juli 1903 bis 1. Januar 1906 Erkrankungen in 18 Ortschaften erkennen läßt.

Die erste Ursache einer früheren großen Epidemie von 129 Fällen war im Oktober 1903 eine Epidemie von 31 Typhuserkrankungen, als deren Ursache sich infizierte Milch herausstellte. Einer der Milchhändler, die ihre Milch von einem und demselben Gute bezogen, war Dauerträger. Bis zum März 1904 reihten sich noch 45 Kontaktfälle an. Eine damals erkrankte Wirtschafterin siedelte nach einem anderen Gute, das eine große Milchwirtschaft betrieb, über. Im Anfang des Dezember erkrankten die beiden Besitzer und andere auf dem Gute beschäftigte Personen; 13 Kontakterkrankungen schlossen sich an. Gleich nach ihrer Genesung reiste Anfang Dezember eine Frau zu ihrem Schwager, der Metzger war; bald darauf erkrankten Frau und Schwiegermutter des Metzgers, und dann folgten durch infizierte Fleischwaren noch 23 Fälle in 3 Orten, die noch 13 weitere Erkrankungen durch Kontakt zur Folge hatten.

Eine bei der ersten durch Milch hervorgerufenen Epidemie am 7. Juli 1903 erkrankte Fabrikarbeiterin reiste sofort nach ihrem Heimatsorte O. und war dort wegen „galoppierender Lungenschwindsucht“ in Behandlung. Durch sie wurden 7 Personen aus der Verwandtschaft und der nächsten Umgebung mit Typhus infiziert. Durch ihre Mutter, die ihre erkrankten Kinder pflegte, gelangten die Keime in das Haus eines Metzgers, der mit seiner Frau und Schwägerin erkrankte, letztere tödlich. Von der Metzgerei gingen 22 Fälle aus, die sich auf 5 nahegelegene Ortschaften verteilten. Alle hatten bei der Kirchweih in O. in der Metzgerei gegessen, der kranke Metzger und die Mutter der zuerst erkrankten Fabrikarbeiterin waren im Haushalte tätig gewesen; in dem Gefäß, in dem die Wurst gemacht worden war, war auch die Wäsche des Metzgers gewaschen worden! Aus dieser Epidemie gingen 10 Kontaktketten hervor, 13 Erkrankte, darunter auch die Quelle der ganzen Epidemie, wurden Dauerträger.

Eine Metzgersfrau infizierte ihren Mann tödlich, einen Knecht und drei weitere im Hause wohnhafte Personen. Das Haus, bei dem aber die große Abfallgrube nicht geräumt war, bezog ein anderer Metzger, dessen Kind und 4 Mägde nacheinander Typhus bekamen; 10 Typhuserkrankungen, darunter 8 bei Kindern, wurden auf das von diesem Metzger bezogene Fleisch zurückgeführt. Das Kind des Metzgers, das schubweise Typhusbacillen ausscheidet, erkrankte nach 2 Jahren zum zweiten Male und veranlaßte drei Erkrankungen mit 3 nachfolgenden Kontaktinfektionen.

Nach der klinischen Genesung infizierten 2 Frauen 5 Mitglieder ihrer Familie und weitere 11 Personen entweder im Hause oder durch Milch und Gemüse. Durch Infektion von Verwandten, die eine Mühle und Molkerei betrieben, wurden die Familie, die Angestellten und alle Personen, die dort zu tun hatten, angesteckt (17 Erkrankungen, aus denen 4 Dauerträger hervorgingen).

Ein ins Haus einer Bacillenträgerin gezogener Ortsfremder wurde von dieser infiziert, das gleiche widerfuhr in dem Hause eines anderen Dauerträgers 2 neu Hinzuziehenden.

Besonders deutlich tritt aus diesen Einzelepidemien die Gefährlichkeit der Dauerträger für die Weiterverbreitung des Typhus, hauptsächlich im Nahrungsmittelgewerbe, hervor. Allein über Dauerträger im Lebensmittelbetrieb sind von Gg. Mayer für 1904 bis 1907 folgende Angaben gemacht worden:

Von 19 festgestellten Übertragungen durch Dauerträger mit 63 direkten Typhusfällen entfielen 1904 auf Lebensmittelbetrieb 4 Infektionen.
Von 12 festgestellten Übertragungen durch Dauerträger mit 33 direkten Typhusfällen entfielen 1905 auf Lebensmittelbetrieb 2 Infektionen.
Von 25 festgestellten Übertragungen durch Dauerträger mit 43 direkten Typhusfällen entfielen 1906 auf Lebensmittelbetrieb 3 Infektionen.
Von 16 festgestellten Übertragungen durch Dauerträger mit 21 direkten Typhusfällen entfielen 1907 auf Lebensmittelbetrieb 1 Infektion.

Schädigung bestimmter Berufe durch Dauerträger.

Recht interessant sind die Zusammenstellungen verschiedener Autoren über die Gefährdung bestimmter Berufe durch Typhus. Haben wir schon gesehen, daß z. B. Bäcker und im Haushalt beschäftigte Frauen infolge des häufigen Genusses roher Milch sehr leicht einer Infektion ausgesetzt sind, so läßt sich auch aus der Epidemiologie der Dauerträger mancher Schluß auf die Gefährdung einzelner Berufsklassen ziehen.

Kayser hat die amtlich bekannten Typhuserkrankungen in Straßburg von 1903 bis 1907 daraufhin untersucht und folgende Ergebnisse gefunden:

4,9 Proz. aller Infektionen betrafen die berufsmäßige Krankenpflege, meistens durch unvorsichtiges Hantieren mit den von Kranken benützten Gegenständen. Es sei folgende von Kayser angegebene Tabelle angeführt.

Berufsgruppen	Typhusmorbidität in Proz. der Berufsgruppenstärke
Gesundheitspflege	2,0
Nahrungs- u. Genußmittel . . .	1,1

Berufsgruppen	Typhusmorbidität in Proz. der Berufsgruppenstärke
Verkehrsgewerbe	0,7
Beherbergung u. Erquickung	0,56
Polygraphisches Gewerbe	0,52
Bekleidung u. Reinigung	0,41
Häusliche Dienste	0,33
Handelsgewerbe	0,30
Berufslos (mit Frauen u. Kindern)	0,30
Öffentliche Dienste	0,26
Baugewerbe	0,21
Holz- u. Schnitzstoffe	0,21
Metallverarbeitung	0.21
Landwirtschaft	0,12

Wie wir früher gesehen haben, wurden Pflegerinnen von Dauerträgerinnen infiziert, andererseits entwickelten sie sich zu Dauerträgerinnen, die als solche ununterbrochen Anlaß zu neuen Typhusfällen wurden. Das relativ häufige Vorkommen des Dauerträgertums und seine Gefährlichkeit beim Dienstpersonal wurde bereits in dem Kapitel über das Dauerträgertum in der Familie eingehend besprochen. Hier sei nochmals auf die Fälle hingewiesen, bei denen Dienstmädchen durch die Hausherrin, die Dauerträgerin war, Typhus akquirierten.

Was das Bekleidungsgewerbe und seine Gefährdung durch Dauerträger anbetrifft, so ist ein von Niepraschk beschriebener Fall recht interessant.

Der anfangs erwähnte Sergeant, der mit seinem Urin Typhusbacillen ausschied, ließ beim Schuhmacher der Batterie seine Schnürstiefel ausbessern. 3 Wochen darauf erkrankte der Schuhmacher an Typhus und es ist als erwiesen zu betrachten, daß die beim Urinieren an die Schuhe gelangten bacillenhaltigen Tröpfchen diese zum Zwischenträger des Typhus gemacht haben.

Tiere und Dauerträgertum.

Daß Tiere experimentell zu Dauerträgern gemacht werden können, wurde bereits anfangs erörtert. Zweifellos spielt die Übertragung vor allem durch die Milch von gewissen Tieren eine Rolle, wenn auch hierüber volle Klarheit noch nicht herrscht. Einige recht charakteristische Verbreitungen durch Tiere seien hier wiedergegeben.

Dönitz berichtet von einem Laboratoriumsdiener, der an Typhus erkrankte. Aus seinem Stuhle wurde eine Stamm isoliert, der sehr wenig virulent war und doch ein hochwertiges Serum hervorbrachte. Dieser Stamm hatte nun die gleichen Eigenschaften wie ein im Laboratorium verwendeter; daraus wurde geschlossen, daß sich der Diener im Laboratorium mit dem betreffenden Stamme infiziert hatte. Der Diener gab zu, die Milch einer Ziege getrunken zu haben, die mit dem Stamme immunisiert wurde.

Scordo verfütterte Paratyphus B-Bacillen an Ziegen und sah, daß sie monatelang Bacillenträger waren. Sie schieden die vollvirulenten Bacillen mit dem Kot, dem Urin und auch mit der Milch aus.

H. Trautmann fand, daß ca. 50 Proz. wilder Ratten und auch manchmal zahme Ratten und Mäuse gegen Gärtnerbacillen völlig immun sind. In einem Rattenvertilgungsmittel des Handels konnte nun A. Trautmann in Reinkultur Gärtnerbacillen nachweisen, die sich bei Fütterungsversuchen als nicht schädlich erwiesen. Wohl mit Recht betont er die Gefahr, die aus diesem Verhalten der Tiere entstehen kann. Durch ihre Unempfänglichkeit werden sie nämlich instand gesetzt, „als gesunde Bacillenträger auf lange Zeit und an den verschiedensten Stellen die Krankheitserreger auszustreuen". Da das Rattenvertilgungsmittel in einer Großgärtnerei angewendet werden sollte, so hätte nach der Ansicht des Autors leicht eine Infizierung von Salat, Rettichen und Beerenfrüchten, die roh genossen werden, erfolgen können. Ferner weist er auch noch darauf hin, daß die Bakterien der Typhus-, Paratyphus- und Gärtnergruppe, wenn sie auch durch längeres Umzüchten von ihrer ursprünglichen Virulenz eingebüßt haben, durch Tierpassage dieselbe doch wieder erlangen können.

Eine recht eigenartige Verbreitung des Paratyphus zeigt eine Veröffentlichung von Drewes:

Ein Pastor erkrankte an Influenza; im weiteren Verlaufe der Krankheit wurde die Diagnose auf Pneumonie gestellt, als aber in der 3. Krankheitswoche Durchfälle auftraten, wurden durch die bakteriologische Untersuchung Paratyphus B-Bacillen festgestellt. Alles Suchen nach der Infektionsquelle blieb ergebnislos. Nun war kurz zuvor ein Papagei gestorben, den der Pfarrer als Weihnachtsgeschenk erhalten hatte; beim Kauf war sein Gefieder etwas struppig gewesen, weshalb Umtausch vorbehalten worden war. Bis zu seinem Tode hatte dieser Papagei Durchfälle gehabt und war immer mehr abgemagert; der Pfarrer gab zu, den kranken Vogel, den er selbst gepflegt hatte, geküßt zu haben. Die nunmehr vorgenommene Sektion des Papageis zeigte, daß er in seinem Darm Paratyphus B-Bacillen beherbergte; weiterhin wurde festgestellt, daß eine Verkäuferin der Vogelhandlung, aus der der Papagei bezogen worden war, Paratyphusbacillenträgerin war. Es ist also der von einer Dauerträgerin infizierte Vogel die Ursache der Erkrankung eines Menschen geworden.

Daß Paratyphusbacillen bei Papageien vorkommen können, stellte auch Ekersdorff fest, der aus der Leiche eines rasch gestorbenen Papageis Bacillen der Paratyphusgruppe isolierte, die in der Umgebung bei Tieren und Menschen völlig fehlten. Der Stamm war für Vögel sehr pathogen.

Daß Insekten Typhuserreger aufnehmen und dann wieder ausscheiden und so zu Übertragungen Anlaß geben, wurde von vielen Autoren beschrieben und zum Teil experimentell nachgewiesen, so von Klein, Bertarelli, Ficker und anderen.

In den meisten Fällen wird es sich hier wohl lediglich um eine Übertragung des Infektionsmaterials handeln, so daß ich in dieser Abhandlung über das Dauerträgertum mich mit diesem Hinweise begnügen kann.

Verbreitung durch Abortgrubeninhalt, der durch Dauerträger infiziert war.

Daß der Inhalt von Aborten, die von Dauerträgern benutzt werden, auf lange Zeit hinaus als gefährlich anzusehen ist und ohne weiteres zu Dungzwecken für Gärten nicht verwendet werden kann, geht aus zahlreichen Untersuchungen hervor. So konnten Levy und Kayser 14 Tage nach der Düngung im Lehmboden Typhusbacillen noch nachweisen. Dieser Boden war mit typhusbacillenhaltigem Inhalt einer Abortgrube gedüngt worden, in der die Faeces der Kranken 5 Monate lang den Winter hindurch sich lebend erhalten hatten.

Genaue Untersuchungen über das Vorkommen von Typhusbacillen in von Typhusbacillenträgern benutzten Abortgruben veröffentlichte Mosebach; es seien hier seine Befunde kurz wiedergegeben:

1. Die betreffende Abortgrube wurde von 6 Personen benutzt, darunter einer 58 jährigen Typhusbacillenträgerin, die vor 30 Jahren Typhus überstanden hatte und seit 10 Jahren an Gallensteinkoliken litt. Es fanden sich weder an der Oberfläche noch in der Tiefe Typhusbacillen.

2. Äußerst mangelhafte und unsaubere Grube, die nur von einer seit 3 Jahren festgestellten Typhusdauerträgerin und ihrem Manne benutzt wurde. Von der oberflächlichen Probe ließen sich Typhusbacillen nachweisen, spärliche Koli.

3. In einer von 16 Personen benutzten Abortgrube fanden sich Typhusbacillen in der Tiefe; die Person, von der die Bacillen stammten, war vor 5 Jahren im Anschluß an einen Typhus Dauerträgerin geworden.

4. In einer mangelhaft ausgemauerten und bedeckten Grube wurden an der Oberfläche und in der Tiefe Paratyphusbacillen in grosser Menge gefunden. Unter den 23 sie benutzenden Personen befand sich ein 15jähriger, seit 5 Jahren als solcher bekannter Paratyphusdauerausscheider.

5. Eine musterhaft angelegte Grube, die auch Hausabwässer aufnahm, wurde von 11 Personen und einer seit 5 Jahren festgestellten Typhusdauerträgerin benutzt. Von den Proben aus der Tiefe, Mitte und Oberfläche wurden reichlich Typhusbacillen gezüchtet.

6. In einer Grube, die von einer seit 3 Jahren bekannten Paratyphusausscheiderin mitbenutzt wurde, ließen sich Paratyphusbacillen nicht nachweisen.

Daß der Infektionsgefahr eine große Bedeutung beigemessen wird, zeigen die zahlreichen Versuche über die Haltbarkeit der Typhusbacillen in Abortgruben. Es kann in dieser Zusammenfassung über die Dauerträgerepidemiologie nur darauf hingewiesen werden.

Einen recht eigenartigen Fall beschreibt Brückner: Ein Knabe, der in die Grube eines Bahnhofabortes gefallen war, bekam nach 14 Tagen Typhus, der sicher als von dem Abortgrubeninhalt hervorgerufen angesehen werden mußte. Es ließ sich nämlich trotz umfassender Umgebungsuntersuchungen und Nachforschungen kein Anhaltspunkt dafür finden, daß durch Kontakt mit Kranken oder Bacillenträgern oder durch verseuchte Nahrungsmittel sich der Knabe infiziert hatte.

40 Tage nach dem Unfall ließen sich noch aus den Fäkalien der Grube Typhusbacillen aus zwei der Oberfläche und einer aus 1 m Tiefe entnommenen Proben züchten, wenn auch nur in geringer Anzahl.

Die Bacillen müssen also mindestens 40 Tage in der Grube sich lebensfähig gehalten haben.

Da kein Bacillenträger im Ort aufzufinden war, mußte angenommen werden, daß ein bacillenausscheidender Durchreisender die Grube infiziert hatte. Bei der zweiten, 37 Tage später vorgenommenen Untersuchung konnten in der Grube keine Typhusbacillen mehr gefunden werden.

Virulenzschwankung.

Wie wir gesehen haben, ist die Verbreitung der Dauerträger in der Bevölkerung eine recht erhebliche, und die Übertragungsmöglichkeiten vielfache. Demgegenüber muß die wirkliche Übertragung von Typhus und typhusähnlichen Erkrankungen, die auf Dauerträger zurückzuführen ist, als eine immerhin beschränkte bezeichnet werden. Ziehen wir ferner die Befunde von Paratyphusbacillen in Würsten, im Wasser, in der Milch (Gg. Mayer) in Betracht, von denen nachweislich Infektionen nicht ausgegangen sind, so muß unbedingt nach Gründen gesucht werden, warum nur in bestimmten Fällen Übertragungen durch Material, das von Dauerträgern ausgestreut wird, stattfindet.

Viele Autoren haben sich mit dieser Frage beschäftigt und es seien hier einige ihrer Ansichten angeführt:

So meint Hilgermann aus seinen epidemiologischen Beobachtungen schließen zu müssen, daß die Virulenz der Keime eine verschiedene sei und daß für Neuerkrankungen eine jedesmalige Erkrankungsdisposition erforderlich wäre. Nach diesem Autor soll die Virulenz der Bacillen bei ihrem parasitären Leben in den Organen des Keimträgers ständig an Stärke abnehmen, nach einer Infektion aber soll die Virulenz wieder gesteigert sein.

Eine ähnliche Ansicht vertreten Levy und Wieber.

Allerdings konnte Lentz an 20 Dauerträgerstämmen keine verminderte Virulenz nachweisen, auch war das Bindungsvermögen dieser Stämme für bakteriologische Amboceptoren im Vergleich zu anderen Typhusstämmen kein geringeres, was nach R. Pfeiffer der Fall sein müßte; denn nach seinen bekannten Versuchen gehen der Virulenzgrad und die Zahl der Receptoren eines Bacillus, die ja durch den Bindungsversuch gemessen werden kann, parallel.

Frosch glaubt, daß derselbe Dauerausscheider nebeneinander und zu verschiedenen Zeiten Bacillen von verschiedener Virulenz von sich gibt.

Conradi hält auf Grund seiner Beobachtungen eine Virulenzänderung der Typhuskeime als für die Übertragung ausschlaggebend; auch weist er auf die Empfänglichkeit der der Infektion Ausgesetzten nachdrücklich hin; nach ihm entscheiden die „Zustandseigenschaften der Infizierten sowohl wie der Infektionskeime“ darüber, ob die Infektion eintritt oder ausbleibt.

Niepraschk züchtete einen Dauerträgerstamm eines Sergeanten, von dem nachweislich viele Infektionen ausgegangen waren. Dieser Stamm war im Tierversuche fast avirulent, doch wurde er durch mehrfache Meerschweinchenpassagen in seiner Virulenz so weit gesteigert, daß $^1/_4$ Öse für kleine Meerschweinchen tödlich war. Mit dem so virulent gemachten Stamme wurde nun der Pfeiffersche Versuch angestellt und damit seine Typhusnatur erwiesen.

Nach Niepraschk erklärt sich die Infektiosität dieses Dauerausscheiders entweder, wie Frosch annimmt, so, daß zeitweise virulentere Bacillen ausgeschieden werden oder aber zu anderen Zeiten, in denen seine Umgebung frei von Typhusinfektionen blieb, ganz mit der Ausscheidung sistiert wurde.

Dieses Moment ist zweifellos bei der Beurteilung der Gefährlichkeit von Dauerträgern wichtig; sind doch die Fälle, bei denen ununterbrochen große Massen von Typhusbacillen ausgeschieden werden, in der Minderzahl!

Sobernheim schließt aus seinen Beobachtungen, daß die Bacillenträger „in der Regel vollvirulente Krankheitskeime beherbergen".

Hierbei sei an eine Beobachtung von Scheller erinnert, der feststellte, daß von 2 Dauerträgern verschiedene Arten von Typhusbacillen ausgeschieden wurden. Die einen waren leicht, die anderen schwer agglutinabel.

Ernst züchtete aus dem Stuhle und dem Erbrochenen einer an Gallenkoliken leidenden Dauerträgerin Typhusbacillen, die nicht agglutinabel waren und erst ihre Agglutinabilität nach mehreren Tierpassagen wiedererlangten.

Ein derartiges Verhalten von frisch aus dem Körper gezüchteten Stämmen ist ja hinlänglich bekannt und vielfach beschrieben. Es sei an dieser Stelle auf die einschlägigen Handbücher der Immunitätsforschung hingewiesen.

Therapie.

Es lag nahe, das Dauerträgertum so zu bekämpfen, daß man die Bacillenausscheidung zu beseitigen und somit die Dauerträger von dem für sie und ihre Umgebung so gefahrvollen Zustande zu befreien suchte.

Außerordentlich zahlreich sind die Mittel, die für diesen Zweck angewendet worden sind. Leider sind die Erfolge bisher gering gewesen; am meisten wirksam waren noch die Maßnahmen, die darauf abzielten, Träger, bei denen die Typhusbacillen in der Harnblase ihren Sitz hatten, von ihrem Leiden zu befreien.

Neufeld wandte das Urotropin bei Typhusbakteriurie mit gutem Erfolge an.

Niepraschk schildert genau die bis zur Heilung vorgenommene Therapie des auf S. 765 erwähnten Dauerträgers.

Zuerst bekam er im ganzen 29,0 g Hexamethylentetramin, auf das hin die Zahl der Keime immer geringer wurde, bis sie völlig verschwunden waren. Nach 7 Tagen jedoch waren sie wieder im Urin sehr zahlreich nachzuweisen, woraufhin wieder täglich 3,0 g, zusammen 24,0 g Urotropin gegeben wurden; die Zahl der Bakterien war sehr stark vermindert, doch nie waren sie völlig verschwunden.

In einem weiteren Versuche wurden insgesamt 409,0 g Hetralin gegeben, die jedoch auch nicht völlige Bakterienfreiheit des Urins erzielen konnten. Das nunmehr angewandte Borovertin wurde, als 216,0 g verabreicht worden waren, vom Dauerträger nicht mehr vertragen; es stellten sich Appetitmangel, starke Abmagerung und Gewichtsabnahme ein, Mattigkeit und Schwächegefühl traten auf, doch waren auch nach dem Aussetzen des Mittels keine Typhusbacillen im Urin mehr zu finden, ebenso fielen alle später vorgenommenen Urinuntersuchungen negativ aus. Der geheilte Dauerträger erholte sich rasch und konnte bald als diensttauglich zur Truppe entlassen werden.

Angeregt durch die guten Erfolge bei der Desinfektion der Harnblase gab Doerr das Mittel intravenös, um bei Dauerausscheidern, bei denen die Bacillen ihren Hauptsitz in der Gallenblase hatten, die Keime zu vernichten. Diese Medikation erwies sich als erfolglos.

Es seien hier eine Reihe interner Mittel angeführt, die Lentz erfolglos benutzte und die er hauptsächlich anführt „um Manchem, der ähnliche Versuche anstellen möchte, ein nutzloses Vergeuden von Geld, Zeit, Geduld und guten Willen seiner Versuchspersonen zu ersparen."

Er wandte blande Diät an und gab dazu Ricinusöl, Extractum Phytolaccae, Karlsbader und Bittersalz. Große Dosen von Natr. bicarbonicum, Kalomel, Acetozon, Bierhefe und Jezscher Typhusextrakt hatten nicht den geringsten Erfolg. Aussichtsreicher waren die Versuche mit Formalinpräparaten, wie Fortoin (formalisiertes Cotoin) zusammen mit Extractum Phytolaccae als Laxans und Cholagogum oder Natrium bicarbonicum als Alkali; bei dieser Therapie konnte eine Verminderung der ausgeschiedenen Keime, einmal sogar ein Fehlen derselben bis zu 14 Tagen nach Beendigung der Kur, festgestellt werden. Dauererfolge hatte jedoch keines dieser Mittel.

Von Friedel wird die Erfolglosigkeit der Anwendung von Kalomel, Ricinusöl, Karlsbader Salz, Ipecacuanha, Emetin und Griserin angeführt.

Auf ganz anderem Wege suchte Rosenthal den Typhusbacillen bei Dauerträgern beizukommen: Er ließ die Dauerträger große Mengen von Bact. coli und Bact. aërogenes lactis in Form keratinierter Pillen einnehmen, um die pathogenen Bakterien durch die große Menge der eingeführten normalen Darmbewohner beiseite zu drängen. Tatsächlich vermochte er auch festzustellen, daß die Zahl der Typhusbacillen in den Stühlen bedeutend geringer wurde, doch war dieses Sinken stets nur vorübergehend. Er betont ausdrücklich, daß dieses Verfahren gegen die in der Gallenblase wuchernden Bacillen völlig aussichtslos sei.

Liefmann versuchte bei zwei Dauerausscheidern die Darreichung von Joghurt und konnte beim ständigen Genuß des Mittels bei der einen in 11 Wochen nur einmal das Vorhandensein von Typhusbacillen nachweisen, bei der anderen nicht mehr.

Hilgermann erzielte durch tägliche Gaben bis zu 5,0 g Natr. salicyl. bei einer Typhusdauerträgerin Befreiung von den Bakterien, bei zwei anderen Verminderung der Keime.

Klinger gelang es jedesmal, bei Rekonvaleszenten und temporären

Dauerträgern den Harn von den Typhusbacillen mit Urotropin zu befreien, während alle angewandten Mittel beim Stuhle versagten.

Kayser berichtet von der bereits auf S. 57 erwähnten Typhusdauerträgerin, daß sie eine Naunyn-Gallensteinkur und medikamentöse Behandlung an sich vornehmen ließ, um die Bakterien zu verlieren, ohne jeden Erfolg.

Forster versuchte, „die Krankheitskeime durch die vermehrte Gallensekretion allmählich aus der Gallenblase auszuspülen". Die unter diesem Gesichtspunkte verabreichten Gaben von getrockneter Galle oder gallensauren Salzen hatten ebenfalls nicht den erwarteten Erfolg; nur die Ausscheidung wurde etwas geringer, manchmal sogar unterbrochen, um dann aber wieder erneut aufzutreten.

Auch zahlreiche Tierversuche sind zur Erprobung verschiedener Mittel gegen die saprophytisch wuchernden Typhusbacillen vorgenommen worden.

Conradi stellte Versuche mit Chloroform, in Milch gelöst, an, das er Kaninchen rectal einverleibte; ein mit Typhus infiziertes Kaninchen konnte er so in allen Organen typhusfrei machen, und zwar noch 25 Tage nach der Injektion der Bakterien.

Hailer und Rimpau benutzten Chloroform, Bromoform und Jodoform in gesättigter Chloroformlösung und führten es rectal ein; eine deutliche Verminderung der Anzahl der Bakterien ließ sich zwar immer, ein völliges Verschwinden jedoch mit Chloroform nur dreimal bei 20 Versuchen feststellen. Bromoform erwies sich als stark toxisch. Alle diese und noch mehrere von den Autoren unternommenen Versuche mit halogen substituierten Kohlenwasserstoffen der aliphatischen Reihe zeigten deren geringe therapeutische Wirksamkeit den Bakterien gegenüber.

Gg. Mayer beobachtete an 40 Fällen, daß im Krankenhaus behandelte Typhuskranke, die während ihrer Erkrankung und in der Rekonvaleszenz Milchdiät einhalten mußten, nicht zu Dauerträgern wurden, während von den mit Müllerscher gemischter Diät behandelten 3 zu Dauerträgern wurden.

Bei den bisherigen relativ geringen Erfolgen interner Therapie der Beseitigung des Dauerträgerzustandes lag es nahe, Dauerträger, bei denen die Bacillen in der Gallenblase lokalisiert sind, durch chirurgischen Eingriff, durch Entfernung dieses Organes, von ihrem Zustande zu heilen.

Der Gedanke hieran war aufgetaucht durch die Berichte verschiedener Autoren über Gallenblasenoperationen, bei denen aus der exstirpierten Gallenblase Typhus oder Paratyphusbacillen gezüchtet wurden. War der Befund auch oft ein rein zufälliger und der exakte Beweis, daß ein Dauerträgertum vorher bestanden hatte, durch vorherige positive Stuhluntersuchungen meistens nicht erbracht, so mußte doch bei verschiedenen Operierten aus anderen Schlüssen gefolgert werden, daß es sich um Dauerträger gehandelt habe.

So fand z. B. Blumenthal folgendes:

Bei einer Patientin, die nie Typhus oder eine ähnliche Krankheit durchgemacht haben wollte, wurde wegen Gallensteinbeschwerden, die seit 6 Monaten bestanden, die Cholecystotomie vorgenommen. Die stark vergrößerte und gefüllte Gallenblase war an ihrem Fundus mit einem strangförmigen Netzstück verwachsen. Die Gallenblase enthielt reichlich eitrige, gelbgefärbte Flüssigkeit und zwei kirschkerngroße, runde Gallensteine. Im Eiter wurden Typhusbacillen gefunden, die Steine enthielten keine; der Gruber-Widal der Patientin war für den eigenen Stamm 1:2500 positiv. Bei den Stuhl- und Urinuntersuchungen erwiesen sich diese als frei von Typhusbacillen.

In einem zweiten Falle wurde eine 46jährige verheiratete Frau, die seit 3 Jahren an Gallensteinanfällen litt, operiert. Die Gallenblase war stark mit der Leberoberfläche verwachsen, die Wand der Gallenblase stark verdickt; der Inhalt bestand aus einer Spur galliger Flüssigkeit und 36 bohnengroßen Steinen; aus diesen wurden Paratyphus-A-Bacillen gezüchtet. Das Serum der Patientin agglutinierte Paratyphus-A-Bacillen noch in der Verdünnung 1:300, im Stuhle wurden Paratyphus-A-Bacillen gefunden.

Noch in zwei weiteren Fällen gelang es diesem Autor, bei Gallenblasenoperationen Typhusbacillen aus der Gallenblase zu züchten. Das Serum dieser Patientinnen agglutinierte Typhusbacillen bis 1:5000, bzw. 1:200; beide Male war in der Anamnese überstandener Typhus nicht angegeben.

Auch von Doerr wurde ein derartiges Vorkommnis beobachtet:

Bei einer seit 6 Jahren an Gallensteinbeschwerden leidenden, verheirateten Frau wurde wegen Einreißens der Wand der Gallenblase die zweizeitige Cholecystotomie gemacht. Der Inhalt der Gallenblase bestand aus gelbem Eiter und 35 bis haselnußgroßen weißen Steinen mit dunkelbraunen Kernen. Aus dem Eiter und dem Innern der Gallensteine wurden Typhusbacillen in großer Menge gezüchtet; die Gruber-Widalsche Reaktion war für Typhus 1:100 positiv, alle Stuhluntersuchungen stets negativ. Der Befund von Typhusbacillen in der Galle und den Steinen und die positive Widalsche Reaktion beweisen, daß die Patientin eine Bacillenträgerin war, dann das Fehlen der Bacillen im Stuhle, daß ihr Zustand durch die Operation geheilt worden ist.

Durch solche Resultate angeregt, unternahm Dehler als erster ohne besondere Indikation, lediglich um die Dauerträger von ihrem Zustande zu befreien, eine Gallenblasenoperation. Die Gallenblase mußte aus Verwachsungen gelöst werden. In der eröffneten Gallenblase waren 2 kirschkerngroße Steine, deren einer den Ductus cysticus erweitert hatte. Beide Steine erwiesen sich steril, die Galle enthielt spärliche Typhus- und reichliche Kolibacillen. In den Ductus cysticus wurde ein Rohr eingeführt und durch dieses der cysticus mit 3proz. Borsäurelösung und 10proz. Arg. nitricum-Lösung ausgespült. Bis zu 21 Tagen nach der Operation enthielt die abfließende Galle stets Typhusbacillen in Reinkultur, dann einen Monat lang nicht mehr, dann waren sie wieder nachzuweisen bis sich die Fistel geschlossen hatte, niemals wurden in den Stühlen wieder Typhusbacillen gefunden. Die Bacillenträgerin muß somit als durch die Operation geheilt betrachtet werden.

Diesen operativen Heilerfolgen konnte er drei weitere bei zwei Patientinnen und einer Pflegerin, die Dauerträgerinnen waren, zufügen; jedesmal war bei ihnen eine große Anzahl von Kotproben bacillenhaltig gewesen. Im ersten der drei Fälle wurde die Cholecystostomie nach vorheriger Punktion gemacht, im zweiten konnte wegen bereits eingetretener Perforation der Gallenblase nur der Abszeß entleert, einige Steine entfernt und die Gallenblase tamponiert und drainiert werden; bei der Pflegerin wurde die Exstirpation der mäßig verwachsenen Gallenblase und Hepaticusdrainage ausgeführt. In allen Proben der ausfließenden Galle konnten Typhusbacillen gefunden werden. Die Stühle enthielten anfangs Typhusbacillen, waren aber später bei sämtlichen Stuhluntersuchungen, die sich zum Teil über mehrere Jahre erstreckten, negativ, so daß von einer völligen Heilung der Dauerträger durch Gallenblasenoperation gesprochen werden kann.

Eine weitere Bestätigung dieser guten Erfolge konnte eine gelungene Heilung eines Dauerträgers geben, die von Lorey beschrieben ist:

Ein 22jähriger Matrose hatte mit 20 Jahren Typhus und vor 6 Monaten Ruhr gehabt. In der letzten Zeit waren öfter schwere Gallensteinkolikanfälle aufgetreten, auch kurz nach seiner Aufnahme im Krankenhaus zu E. bekam er wieder zwei Anfälle mit Leberschwellung, Icterus und Temperatursteigerung bis 38,5. Bei der Stuhluntersuchung fanden sich Paratyphus B-Bacillen darin.

Die Ektomie der Gallenblase zeigte fibröse Verwachsungen derselben mit der Umgebung. In der Blase selbst war etwas gallig gefärbte Flüssigkeit und vier kaum erbsengroße Steine enthalten; an einer Stelle der Schleimhaut hatte sich ein erbsengroßes Geschwür entwickelt, das durch alle Schichten bis zur Serosa reichte. Die Schleimhaut enthielt Paratyphusbacillen in Reinkultur. Aus der Flüssigkeit, die aus einer einige Zeit bestehenden Fistel floß, ließen sich keine Paratyphusbacillen züchten, ebenso erwies sich jede Stuhlprobe als negativ.

Auf die guten Erfolge Dehlers hin, wurde bei einer Dauerträgerin der Heil- und Pflegeanstalt Göttingen, wie Grimme berichtet, ebenfalls eine Gallenblasenoperation unternommen; die Gallenblase wurde nach vorheriger Punktion exstirpiert. Im Innern fanden sich 30 bis 40 erbsengroße Steine, deren Inneres ebenso wie die dunkelgrüne, dickflüssige Galle Typhusbacillen in Reinkultur enthielt. Bis zum 15. Tage konnten nach der Operation Typhusbacillen nachgewiesen werden, von da ab waren sie daraus verschwunden.

Leider wurden neben diesen guten Erfolgen mit chirurgischen Eingriffen bald solche bekannt, die zeigten, daß eine Exstirpation der Gallenblase nicht zur Heilung führen muß, und es wurde durch solche Befunde die Ansicht mancher Autoren, daß die Gallenblase nicht der alleinige Sitz der Bakterien bei Dauerträgern sei, vollauf bestätigt.

Forster selbst führt an, daß es durch eine Operation nicht gelungen sei, eine an Gallensteinen leidende Paratyphusdauerträgerin von ihren Bacillen zu befreien.

Ein weiterer Beweis dafür, daß eine Ektomie der Gallenblase die dauernde Ausscheidung nicht beseitigen kann, wird durch eine Veröffentlichung Pribrams erbracht: Eine 46jährige verheiratete Frau, die vor 9 Jahren im Anschluß an eine gynäkologische Operation an Lungenspitzenkatarrh erkrankt war, bekam wenige Monate später zum ersten Male Gallensteinbeschwerden; diese wiederholten sich in kurzen Zwischenräumen.

Vor $^3/_4$ Jahren war sie bereits in einer Klinik gewesen, wo in ihrem Stuhle Typhusbacillen nachgewiesen wurden, Gruber-Widal war bei ihr 1:120 positiv; sie mußte deshalb als Dauerträgerin angesehen werden. Als Therapie wurden bei ihr subcutane Elektargolinjektionen angewendet, woraufhin die Gallensteinbeschwerden nachließen und die Bacillen aus dem Stuhle verschwanden. Dieses Ergebnis war von Schuller als bakteriologische Heilung einer Dauerträgerin durch Elektargolinjektionen beschrieben worden. Doch binnen kurzer Zeit stellten sich die Beschwerden von neuem ein, so daß sich die Patientin wieder in die Klinik begab; im Stuhle wurden abermals Typhusbacillen gefunden. Da die Frau nie typhuskrank gewesen sein will, war nicht festzustellen, seit wann sie Bacillenausscheiderin ist.

Bei der Cholecystektomie fanden sich in der Gallenblase zahlreiche Steine und schleimige Galle; im Choledochus waren drei über haselnußgroße Steine, einer hatte direkt vor der Papille gelegen. In der Galle wurden Typhusbacillen gefunden, in der aus dem Drain im Choledochus fließenden 18 Tage hindurch; als diese keine Bacillen mehr enthielt, wurde das Drain entfernt. Der Stuhl war 3 Wochen nach der Operation bacillenfrei, der Gruber-Widal noch 1:100 positiv.

Nach 3 Jahren kam die Patientin wieder in die Klinik und klagte über ziehende Schmerzen im Leib; objektiv war nichts festzustellen. Bei der Stuhluntersuchung wurden Paratyphus B-Bacillen gefunden. Die Ektomie der Gallenblase hatte also nicht das weitere Ausscheiden von Bacillen verhindern können. Versuche, die Bakterien durch Joghurt und Chloroform zu vertreiben, schlugen fehl, im Stuhl erschienen ständig Paratyphusbacillen. Da bei den früheren serologischen und bakteriologischen Prüfungen die auf Paratyphusbacillen nicht mit vorgenommen worden waren, läßt sich nicht sagen, ob die früher als Typhus angesprochenen Bakterien wirklich solche waren, oder ob durch eine zweite Infektion mit Paratyphusbacillen die Patientin zur Paratyphusausscheiderin geworden ist. Jedenfalls ist durch den negativen Erfolg der Operation der Beweis erbracht, daß die Gallenblase nicht der alleinige Sitz der schmarotzenden Bakterien bei Dauerträgern ist.

Auch Loele konnte an dem Beispiel einer Gallenblasenoperation und späteren Sektion nachweisen, daß die Typhusbacillen bei Dauerträgern nicht allein in der Gallenblase fortwuchern.

Eine 51jährige Irre, die vor einigen Monaten Typhus gehabt hatte und im Anschluß daran schwere Gallensteinkoliken bekam, wurde als Dauerträgerin festgestellt mit einem Gruber-Widal von 1:2000. Bei der vorgenommenen Operation zeigte sich die Gallenblase mit dem Dickdarm, Duodenum und Magen überaus fest verwachsen und war stark entzündet. Als Inhalt fanden sich 21 haselnußgroße Steine und Eiter; der Ductus cysticus war verödet und undurchlässig. Zwischen Blase und Magen befand sich ein Absceß, der einen Stein enthielt, die Blase war perforiert. Aus dem Inhalt der Gallenblase und der Gallenblasenwand wurden Typhusbacillen gezüchtet, die Steine enthielten solche nicht. In der durch das Drainrohr ausfließenden Galle wurden am ersten Tage nach der Operation noch Typhusbacillen gefunden. Bei der Auslösung der Gallenblase war ein Riß im Duodenum entstanden, der nach 4 Tagen den Tod der Patientin herbeiführte.

Durch die Sektion wurde dies bestätigt. Nirgends fanden sich frische typhöse Prozesse, im unteren Abschnitt des Dünndarmes und im Blinddarm waren alte Typhusnarben zu sehen.

Typhusbacillen wurden massenhaft im oberen, mittleren und unteren Teile des Dünndarmes, im Querkolon an einer nekrotischen Stelle zusammen mit Bact. coli gefunden. Auf Grund des Sektionsbefundes nimmt Loele an, daß die Typhusbacillen nicht in der Gallenblase, sondern in den Gallengängen und dem Dünndarm fortgewuchert sind; er hält deshalb eine Gallenblasenoperation zur Heilung eines Bacillenträgers ohne Indikation seitens der Gallenblase für nicht berechtigt und bezweifelt auch den Heilerfolg in den Fällen, wo sich die Typhusbacillen im Darm eingenistet haben.

Auch Huismanns verspricht sich nicht viel Erfolg von operativen Eingriffen zur Heilung von Dauerträgern, vielmehr hält er die von Möbius angegebene Lebermassage durch langes Halten der Inspirationsluft als für die Beschleunigung des Gallenflusses und die Abschwemmung der Bakterien geeignet.

Aktive Immunisierung.

Von zahlreichen Autoren ist versucht worden, durch aktive Immunisierung den Dauerträgerzustand zu beseitigen. Diese Bemühungen hat kürzlich Petruschky, dem es auf einem anderen Gebiete, auf dem der Diphtherie, durch aktive Immunisierung gelang, Dauerträger zu heilen, zusammengefaßt.

Die Versuche auf dem Typhusgebiete sind bisher nicht besonders ermutigend. O. Mayer hatte gänzlich negative Resultate; auch Lentz berichtet, daß seine Versuche, Dauerausscheider mittels spezifischer Therapie zu entkeimen, negativ ausgefallen seien.

Petruschky weist darauf hin, daß diese Bemühungen nach seinen Erfahrungen Aussicht auf Erfolg versprechen könnten, wenn versucht würde, die Dauerträger im Frühstadium zu entkeimen. Jedenfalls muß man bei der heutigen Sachlage dem Vorschlage O. Mayers zustimmen, bei der Gefährlichkeit der Dauerträger besondere Genesungsheime für sie zu errichten; dort könnten zweifellos die Versuche der Entkeimung mit den allerverschiedensten Mitteln von neuem in zweckmäßiger und systematischer Weise angestellt werden.

Prophylaxe.

Bei der Erfolglosigkeit der bisherigen therapeutischen Bemühungen, die Dauerträger von ihrem für die Allgemeinheit so gefährlichen Leiden radikal zu befreien, treten die rein hygienischen Maßnahmen in den Vordergrund.

Baumann zählt folgende sieben wichtige hygienische Maßnahmen auf:

1. Verbot der Benutzung von Aborten.
2. Stuhlentleerung nur in eigens dafür vorhandene Eimer oder desgleichen.
3. Desinfektion des Stuhlganges bzw. Urins und des Eimers.
4. Waschen der Hände und der Umgebung des Afters mit desinfizierenden Flüssigkeiten sofort nach jedem Gebrauche.
5. Desinfektion von Leib- und Bettwäsche.
6. Verbot der Mitbenutzung des Bettes seitens anderer.
7. Verbot des Berührens, Hantierens und Verkaufes von Milch, Butter und anderen Nahrungs- und Genußmitteln.

Toilette des Anus.

Was die desinfizierenden Waschungen der Umgebung des Afters anbetrifft, so schlägt Eccard ebenfalls für die Behandlung von Dauerträgern in Irrenanstalten vor, diese nach jeder Defäkation einer Reinigung der Analgegend mit Desinfizientien seitens des Personals zu unterziehen. Eine dauernde Anwendung von Desinfizientien in der Praxis scheint uns nur in wenigen Fällen durchführbar zu sein. Überhaupt hat uns das Studium der Literatur gezeigt, daß der an und für sich recht wichtigen Frage einer sachgemäßen Toilette des Anus recht wenig Aufmerksamkeit geschenkt worden ist. Wir hielten es deshalb für angebracht, durch eigene bakteriologische Versuche uns hierüber zu informieren.

Rein naturwissenschaftlich betrachtet, ist die Reinigung des Anus nach der jedesmaligen Defäkation zweifellos eine ungenügende.

Andere Körperteile, so beschmutzte Hände und das Gesicht, pflegen einer Waschung unterworfen zu werden, wodurch erst eine gründliche Reinigung ermöglicht wird. Die zweifellos hygienisch wichtige Forderung, den Körper täglich zu baden, kann aus praktischen Gründen zurzeit nur von einer kleinen Anzahl von Individuen befolgt werden.

Immerhin erscheint es uns zum mindesten erstrebenswert, wenigstens die um den Anus liegenden Partien einer öfteren Waschung zu unterziehen. Es ist einleuchtend, daß die bloße Säuberung mit Papier nur eine relativ unvollkommene sein muß.

Da ein regelmäßiges Waschen mit desinfizierenden Flüssigkeiten oder auch nur mit Seife in vielen Fällen als zu umständlich, und hier und da auch reizend, für die Dauer auf allgemeine Einführung wohl kaum rechnen kann, habe ich folgenden, zurzeit überall gangbaren Weg eingeschlagen.

Zur Reinigung wurde nach der Defäkation undurchlässiges Klosettpapier genommen. Nachdem die Reinigung in der gewöhnlichen Weise vorgenommen worden war, wurde ein Stück dieses Papiers an einem laufenden Hahne befeuchtet und auf ein trockenes gelegt, so, daß eine erneute Reinigung mit der nunmehr feuchten Seite des doppelten Papieres geschehen konnte, ohne daß die Finger benetzt wurden. Mit trockenen Papieren wurde sodann nachgesäubert und dieselbe Prozedur nochmals wiederholt.

Es liegt auf der Hand, daß der Reinigungseffekt hierbei umso größer sein wird, wenn die Faeces eine schmierige, mehr trockene Konsistenz haben. Jedenfalls sollte darauf gesehen werden, daß in Anstalten, aber auch in Privatwohnungen in der Nähe eines Abortsitzes ein Wasserauslauf zu finden ist, nicht nur, damit der von uns beschriebene Reinigungsmodus angewendet werden kann, sondern auch, damit die Hände nach jedesmaligen Gebrauche gründlich gesäubert werden können, noch bevor die Türklinke und eventuell auch andere Gegenstände nach dem Wege zum Waschbecken berührt werden.

Gerade die Türklinken aber scheinen als häufige Überträger die nötige Aufmerksamkeit bisher vielfach nicht gefunden zu haben. Hierüber sind eigene Untersuchungen an der Erlanger bakteriologischen Untersuchungsanstalt in die Wege geleitet.

Was die bakteriologischen Versuche mit der beschriebenen Art der Reinigung nach der Defäkation anbetrifft, so wurden sie mit Bacillus prodigiosus angestellt.

Zunächst wurde versucht, eine künstliche Dauerausscheidung von Bacillus prodigiosus durch Einnehmen per os zu erzielen.

In verschiedenen Versuchen wurde zum Abbinden der Salzsäure des Magens ein Löffel Natrium bicarbonicum, oder eine Messerspitze Magnesia usta in Wasser gelöst und $^1/_2$ Stunde nach dem Frühstück getrunken. Der Prodigiosus wurde teils auf Oblaten, teils auf Agar gezüchtet; die 4 bis 6tägigen Kulturen wurden mit steriler physiologischer Kochsalzlösung abgeschwemmt und 5 Minuten nach dem Einnehmen der Magnesia usta oder des Natrium bicarbonicum getrunken.

Von den nächsten Stühlen wurden Proben auf Agar, Gelatine und in Bouillon verarbeitet, doch ließ sich niemals der Prodigiosus im Stuhle nachweisen.

In einer zweiten Reihe von Versuchen wurde folgendermaßen verfahren:

Eine 4 bis 6tägige, mit Prodigiosus bewachsene Agar-Drigalskiplatte wurde mit 5 ccm steriler physiologischer Kochsalzlösung abgeschwemmt, mit der Abschwemmung ein Wattebausch getränkt und mit diesem die Crena ani nach der Defäkation gründlich eingerieben.

Um den Prodigiosus wieder aufzufinden, wurde nach der Defäkation die Crena mit einem mit steriler Bouillon getränktem Wattetupfer gründlich ausgewischt und mit dem Tupfer 3 Agarplatten betupft; der Tupfer selbst wurde in einer Petrischale mit den Agarplatten bei Zimmertemperatur aufbewahrt; in positiven Fällen begannen dann am dritten Tage Tupfer und Platten rot zu werden.

Zur Kontrolle wurde bei der nächsten Defäkation ein Nachwischen nach derselben Weise vorgenommen.

Verwendet wurde zu den Versuchen gewöhnliches, undurchlässiges Klosettpapier, Zeitungspapier und Velvet-Stoffkrepp-Papier der Firma Krebs in Mannheim.

Zunächst wurden Versuche angestellt, um zu ermitteln, wie lange sich der Prodigiosus bei Trockenwischen mit gewöhnlichem Klosettpapier hielt. Die Bakterien fanden sich bis zu 3 Tagen reichlich, nach 6 und 7 Tagen nicht mehr.

Beim Trockenwischen mit Zeitungspapier fanden sich noch nach 3 Tagen reichliche Keime; der Tupfer war fast völlig rot.

In einem besonderen Versuche wurde die Durchlässigkeit des Stoffkrepp-Papieres nachgewiesen:

8 Stunden nach dem Einschmieren der Crena ani wurde bei der nächsten Defäkation dieses Papier zum Abwischen benutzt. Als Kontrolle wurde vorher ein Abstrich der Finger auf 3 Agarplatten Nr. 1 gemacht, der sich als völlig von Prodigiosus frei erwies. Nach der Defäkation wurden 3 Platten Nr. 2 mit den Fingerbeeren des 1. bis 3. Fingers der rechten Hand betupft, dann wurden die Finger mit einem Bouillontupfer abgerieben, mit dem wieder 3 Platten Nr. 3 betupft wurden, nach dem Händewaschen und dem Abtrocknen wurden je 3 Platten Nr. 4 und 5 betupft.

Außer auf den Platten 2 und 3 und dem Tupfer 3 war kein Prodigiosus gewachsen; das Krepp-Papier war also durchlässig, so daß die Bazillen an die Finger gelangt waren. Aus diesem Versuche geht hervor, daß die häufig verwendeten, durchlässigen, saugenden Klosettpapiere durchaus zu verwerfen sind.

Wie in meinen Versuchen der Prodigiosus, werden bei Dauerträgern die Typhusbacillen leicht an die Finger und unter die Nägel gelangen, falls erstere derartige fließpapierähnliche Klosettpapiere benutzen.

Aus allen diesen Versuchen geht fernerhin hervor, daß ein Säubern mit Zeitungs- und auch gewöhnlichem Klosettpapiere recht unvollkommene Reinigungseffekte zeitigt.

Beim Naßwischen nach der oben angegebenen Methode ergab sich folgendes:

Nach $2^1/_2$ Tagen waren Tupfer und Platten ziemlich stark rot bewachsen, nach 3 Tagen hatte sich die Zahl der Keime bedeutend vermindert; der Tupfer war beim Nachwischen nur schwach gerötet.

Dasselbe Resultat wurde bei einem Versuch mit einem anderen Klosettpapier gefunden.

Bei dem Versuche, ob nasses Krepp-Papier auf trockenem Klosettpapier bessere Erfolge erzielen könne, zeigte sich, daß das Wachstum genau das gleiche war, wie beim gewöhnlichen Klosettpapier, deren eines befeuchtet wurde: nach $2^1/_2$ Tagen reichliche, nach 3 Tagen spärliche Kolonien.

Nach 4 und $4^1/_2$ Tagen war der Prodigiosus bei Naßwischen mit gewöhnlichem Klosettpapier nicht mehr nachzuweisen.

Eine genaue Übersicht über die einzelnen Resultate sollen folgende Tabellen zeigen:

Trocken	Nach Tagen	Platten nach Tagen				Tupfer nach Tagen			
		1	2	3	4	1	2	3	4
Klosettpapier	$^1/_2$	—	—	++	+++	—	—	++	+++
„	$^3/_4$	—	—	+++	+++	—	—	+++	+++
„	$2^1/_2$	—	—	+	++	—	—	—	++
Nachwischen	3	—	—	+	++	—	—	—	+
Klosettpapier	6	—	—	—	—	—	—	—	—
Nachwischen	7	—	—	—	—	—	—	—	—
Kreppapier	$1^3/_4$	—	—	+	++	—	—	+	+
Nachwischen	2	—	—	+	++	—	—	+	+
Zeitungspapier	3	—	—	++	++	—	—	+	++
Nachwischen	$3^1/_2$	—	—	—	+	—	—	++	+++

Naß	Nach Tagen	Platten nach Tagen				Tupfer nach Tagen			
		1	2	3	4	1	2	3	4
Klosettpapier I	$2^1/_2$	—	—	+	++	—	—	+	++
Nachwischen	3	—	—	—	—	—	—	+	+
Klosettpapier	4	—	—	—	—	—	—	—	—
Nachwischen	$4^1/_2$	—	—	—	—	—	—	—	—
Klosettpapier II	$2^1/_2$	—	—	+	++	—	—	+	++
Nachwischen	3	—	—	+	+	—	—	—	—
Klosett- u. Kreppapier	$2^1/_2$	—	—	+	++	—	—	+	++
Nachwischen	3	—	—	+	+	—	—	+	+

\+ bedeutet schwach, ++ mittelstark, +++ sehr stark rot bewachsen.

Selbstverständlich sind derartige Versuche in hohem Grade vom Zufall abhängig, insofern, als die Möglichkeiten, das gesuchte Bakterienmaterial bei den Probeentnahmen gerade zu treffen, bei der starken Faltenbildung der Analgegend recht wechselnde sind. Dazu kommt noch ein Umstand, der gelegentlich anderer Dauerträgerversuche mit Prodigiosus in der Mundhöhle deutlich hervortrat: Nimmt man dort durch ausgiebige Reinigung die Konkurrenzbakterien weitgehend hinweg, so haben auch nur wenige übriggebliebene Exemplare des Prodigiosus viel bessere Chancen, auf den zum Nachweis dienenden Nährmedien zu wachsen, als in Konkurrenz mit allen anderen Saprophyten, von denen sie leicht überwuchert werden. Es geben also derartige Versuche kein richtiges Bild des Reinigungseffektes. Mit pathogenen Bacillen konnte aus begreiflichen Gründen nicht gearbeitet werden, und ein Dauerträger, der kontinuierlich große Massen von Typhusbacillen ausschied, stand uns nicht zur Verfügung, doch scheint es nicht zweifelhaft, daß die beschriebene Reinigungsmethode zu einer wesentlichen Verminderung der an der Umgebung des Afters sitzenden Keime führen muß, womit praktisch schon viel gewonnen wäre.

Ich habe, um einen zahlenmäßigen Ausdruck für den Reinigungseffekt zu gewinnen, folgende Zählversuche angestellt:

Es wurde mit Watte, die in sterile Bouillon getaucht war, die Crena ani nach der Defäkation ausgewischt:

1. Nach Reinigung mit gewöhnlichem Klosettpapier,
2. nach Reinigung mit der von uns angegebenen Methode.

Beide Tupfer wurden dann ausgedrückt und je 0,1 ccm der ausgedrückten Flüssigkeit mit 100 ccm steriler physiologischer Kochsalzlösung gut vermischt. Davon wurden wieder je 0,1 ccm zum Gießen von Zählplatten verwendet.

Die mikroskopische Zählung der Keime gab folgende Resultate:

Im ccm der ersten Flüssigkeit (Reinigung mit gewöhnlichem Klosettpapier): 480000 Keime.

Im ccm der zweiten Flüssigkeit (Reinigung nach unserer Methode): 130000 Keime.

Der Reinigungseffekt nach dieser Methode ist also beträchtlich.

Stellung der Dauerträger.

Neuerdings hat auch Pribram ebenso wie O. Mayer (s. S. 85), nachdem er die Erfolglosigkeit vieler therapeutischer Maßnahmen erörtert hat, vorgeschlagen, die Dauerträger in besonderen Gebäuden unterzubringen.

Allerdings würde ein derartiges Vorgehen erhebliche Kosten verursachen, für die eine Deckung zurzeit wohl kaum vorhanden wäre.

Kirchner stellt folgende Berechnung auf:

„Nimmt man an, daß in Preußen jährlich 20000 Erkrankungen an Typhus vorkommen, daß von diesen Kranken nur 5 Proz. zu Dauerausscheidern werden, und daß jeder derselben es nur 10 Monate lang bleibt, so müßten jährlich 1000 Personen 10 Monate lang abgesondert und aus öffentlichen Mitteln unterstützt werden. Nähme man an, daß diese Unterstützung pro Kopf und Woche nur 20 M. betrüge, so würde dies eine jährliche Ausgabe von mehr als 860000 M. veranlassen.“

Jedenfalls ist es zurzeit noch nicht möglich zu sagen, wie sich später einmal die soziale Bekämpfung des Dauerträgertums gestalten wird.

Daß nach dieser Richtung hin die Gesetzgebung der Kulturstaaten sich ändern muß, ist in Anbetracht der ungemein großen Schädlichkeit der Dauerträger zweifellos; nur ist es zurzeit noch nicht möglich, für weitgehende praktische Maßnahmen nach dieser Richtung hin genügende Unterlagen zu geben. Unsere Pflicht wird vorläufig darin bestehen, diese Unterlagen zu ergänzen und zu sichern.

Zurzeit muß man den Vorschlägen Kirchners beistimmen, der sich folgendermaßen äußert:

„Viel gewonnen wird schon sein, wenn die praktischen Ärzte es sich in jedem Falle einer übertragbaren Krankheit, den sie in Behandlung bekommen, angelegen sein lassen, die Kranken, deren Angehörige und Pfleger auf die Bedeutung der Ausleerungen des Kranken für die Umgebung unausgesetzt hinzuweisen und die ständige Desinfektion am Krankenbette anzuordnen und zu überwachen; und wenn sie dafür Sorge tragen, daß die Ausleerungen nicht nur des Kranken, sondern auch der gesunden

Personen in seiner Umgebung bakteriologisch untersucht, und diese Untersuchungen von Zeit zu Zeit wiederholt werden. Die beamteten Ärzte aber sollten keine Gelegenheit vorübergehen lassen, um ihre nicht beamteten Kollegen auf die Bedeutung der Bacillenträger und der Dauerausscheider nachdrücklich hinzuweisen."

In der Abhandlung Kirchners sind auch die gesetzlichen Handhaben besprochen, die nach dem Reichsseuchengesetz vom 30. Juni 1900 und nach dem preußischen Gesetz betreffend die Bekämpfung übertragbarer Krankheiten vom 28. August 1905 den Dauerträgern gegenüber zur Verfügung stehen.

Was die Dauerträger bei Typhus anbetrifft, so ist zweifellos ein allzuweitgehender Eingriff in die wirtschaftlichen und persönlichen Verhältnisse seitens der Polizeibeamten nicht angebracht.

Die zulässige Überwachung der Dauerträger geschieht nach Kirchner so am besten, daß die Gemeindeschwestern oder staatlich geprüfte Desinfektoren oder aber auch Gesundheitsaufseher, wie sie in Hamburg dem Physikus zur Seite stehen, herangezogen werden. Diese sind mit gedruckten Belehrungen und mit Desinfektionsmitteln zur fortlaufenden Desinfektion ausgestattet.

Mit Recht erwartet Kirchner von der Hilfe dieser Personen, die mit dem nötigen Takt und mit Geduld vorzugehen hätten, viel.

Auch die vom Staatsministerium des Innern in Bayern erlassene Bekanntmachung über die Bekämpfung übertragbarer Krankheiten vom 9. Mai 1911, die wohl als die jüngste den neuzeitlichen Forschungen auf epidemiologischem Gebiete am meisten Rechnung trägt, sieht eine dauernde Absonderung von Typhusdauerträgern nicht vor. Der betreffende Passus § 10, VII, dieser Verordnung lautet:

Die Absonderung ist aufzuheben, sobald die Gefahr einer Weiterverbreitung der Krankheit beseitigt ist, bei Erkrankungen an übertragbarer Ruhr oder Typhus jedoch erst dann, wenn zwei Stuhlproben, die nach Ablauf des Fiebers in einem Zwischenraume von einer Woche entnommen worden sind, bei der bakteriologischen Untersuchung frei von den Krankheitserregern befunden worden sind. Ergeben die bakteriologischen Untersuchungen die fortdauernde Ausscheidung von Krankheitserregern, so ist die Absonderung gleichwohl aufzuheben, wenn 10 Wochen vom Beginne der Erkrankung ab verflossen sind; doch ist in diesem Falle die Person auf die Gefahr, die sie für ihre Umgebung bildet, aufmerksam zu machen und zur Befolgung der erforderlichen Vorsichtsmaßregeln anzuhalten.

Pribram erwähnt bei der Besprechung der sozialen und hygienischen Aufgaben, die dem Staat für die Dauerträger erwachsen, ein „glänzendes Beispiel hygienischer Fürsorge" eines amerikanischen Staates.

Einer Köchin, die als Dauerträgerin mehrere Personen infiziert hatte, wurde, da ihr die Ausübung ihres Berufes verboten war, eine Rente bewilligt, die ihr ermöglichte, ein isoliertes Haus allein zu bewohnen und eine andere Tätigkeit auszuüben.

In unseren Verhältnissen dürften für solche Rentenzahlungen vorläufig die gesetzgebenden Körperschaften wohl kaum zu gewinnen sein. Es bleiben also die hygienischen prophylaktischen Maßnahmen, als deren wirksamste zweifellos die Belehrung und die Erziehung zur Reinlichkeit anzusehen ist. An dieser sollten sich unter der Führung der Ärzte alle Gebildeten beteiligen. Recht interessant und vom praktischen hygienischen Standpunkte nicht unwichtig ist es, daß Personen, die sich an gewisse besondere Reinlichkeitsmethoden, wie z. B. das tägliche Baden oder auch eine gewisse Sorgsamkeit in bezug auf die Toilette des Anus oder des Mundes gewöhnt haben, sofort ein Gefühl des Unbehagens empfinden, wenn sie diese gewohnte Reinlichkeit missen müssen.

Jedenfalls bietet die Erziehung des Volkes zu größerer Reinlichkeit, die ja gleichbedeutend ist mit einer Hebung des kulturellen Niveaus, ein weites Feld der Tätigkeit für alle Einsichtigen und es ist zu hoffen, daß wir auch hier einer großzügigen Entwicklung entgegensehen.

Zum Schlusse ist es mir eine angenehme Pflicht, Herrn Prof. Dr. Weichardt für die Anregung zu dieser Arbeit und Herrn Prof. Dr. Heim für die Übernahme des Referates ergebenst zu danken.

Literatur.

Albrecht, H., und O. Weltmann, Über das Lipoid der Nebenniere. Wiener klin. Wochenschr. 1911. S. 483.

Arnsperger, L., Typhus im Anschluß an eine Gallensteinoperation. Med. Klin. 1910. S. 1398.

— Diagnose und Therapie der akuten Cholecystitis. Med. Klin. 1908. S. 353.

Aschoff, L., Zur Cholesterinesterämie der Schwangeren. Wiener klin. Wochenschr. 1911. S. 559.

— Pathogenese und Ätiologie der Appendicitis. Ergebn. d. inn. Med. u. Kinderheilk. **9**. 1912. S. 1.

— und Bacmeister, Die Cholelithiasis. Jena 1909.

Ast, F., Der Typhus in der Heil- und Pflegeanstalt Eglfing. Münchner med. Wochenschr. **45**. 1911. S. 2389.

Bacmeister, Münchner med. Wochenschr. **38**. 1907.

Banti, Le setticemie tifiche e le infezione pseudotifiche. Riforma med. 1894. S. 674.

Battle, W. H., and L. S. Dudgeon, Suppurative periostitis following typhoid fever. Lancet. **22**. April 1905. S. 1065.

Battlehner, Über Latenz von Typhusbacillen im Menschen. Inaug.-Diss. Straßburg 1910.

Baumann, E., Bacillenträger und Typhusverbreitung. Arbeiten a. d. Kais. Gesundh.-Amte. **28**. 1908. S. 377.

Beck, M., und W. Ohlmüller, Die Typhusepidemie in Detmold im Herbst 1904. Arbeiten a. d. Kais. Gesundh.-Amte. **24**. 1906. S. 138.

Bernhuber, K., Typhusbacillenträgerin in einem Erziehungsinstitut. Münchner med. Wochenschr. **7**. 1912. S. 360.

Bertarelli, Verbreitung des Typhus durch die Fliegen. Fliegen als Trägerinnen spezifischer Bacillen. Zentralbl. f. Bakteriol. I. Orig.-Bd. **53**. S. 486.

Blumenthal, Über das Vorkommen von Typhus- und Paratyphusbacillen bei Erkrankung der Gallenwege. Münchner med. Wochenschr. **37**. 1904.

— Über die Bedeutung der Gruber-Widalschen Reaktion bei Erkrankungen der Leber und Gallenwege. Med. Klin. **48**. 1905. S. 1227.

Brion, A., und H. Kayser, Neuere klinische Erfahrungen bei Typhus und Paratyphus. Deutsch. Arch. f. klin. Med. **85**. S. 525.

Brückner, Über Nachuntersuchungen bei Personen, die früher Typhus durchgemacht haben. Arbeiten a. d. Kais. Gesundh.-Amte. 1910. S. 435.

— Über Typhusverbreitung. Deutsche med. Wochenschr. **32**. 1912.

— Typhusinfektion durch Abortgrubeninhalt. Arbeiten a. d. Kais. Gesundh.-Amte. **30**. 1909. S. 619.

Buchmann, The carriage of infection by flies. Glasgow Med. Journ. April 1907. Ref. Zentralbl. f. Bakteriol. **41**. S. 268.

Busse, Über das Vorkommen von Typhusbacillen im Blute von nicht typhuskranken Personen. Münchner med. Wochenschr. **21**. 1908.

Chiari, Zeitschr. f. Heilk. **18**. 1894. Prager med. Wochenschr. 1893. S. 261.

— und Kraus, Zur Kenntnis des atypischen Thyphus abdominalis resp. der rein typhösen Septicämie. Zeitschr. f. Heilk. 1897.

Conradi, H., Über Mischinfektionen durch Typhus- und Paratyphusbacillen. Deutsche med. Wochenschr. **32**. 1904. S. 1165.

— Ein gleichzeitiger Befund von Typhus- und Paratyphusbacillen im Wasser. Klin. Jahrb. **17**. 1907. S. 351.

— Über den Zusammenhang zwischen Endemien und Kriegsseuchen in Lothringen. Arbeiten a. d. Kais. Gesundh.-Amte. **24**. 1906. S. 97.

— Über die Kontagiosität des Typhus. Klin. Jahrb. **17**. 1907. S. 297.

— Chemotherapeutische Versuche bei Typhus. Deutsche med. Wochenschr. 1909. S. 1551.

Dehler, Zur Behandlung der Typhusbacillenträger. Münchner med. Wochenschr. 1907. No. 16. 43; 1912. No. 18.

Dönitz, W., Quellen der Ansteckung des Typhus, nach Berliner Beobachtungen. Festschrift z. 60. Geburtstag v. R. Koch. S. 297.

Doerr, R., Experimentelle Untersuchungen über das Fortwuchern von Typhusbacillen in der Gallenblase. Zentralbl. f. Bakteriol. I. Org.-Bd. **39**. S. 624.

— Über Cholecystitis typhosa. Wiener klin. Wochenschr. **34**. 1905. S. 884.

Drewes, Zur Ätiologie des Paratyphus B. Zeitschr. f. Medizinalbeamte. **9**. 1908.

Droba, Wiener klin. Wochenschr. 1899. S. 1141.

Du Cazal, Fièvre typhoide sans dothiénentérie pneumonie, double mort. Bull. et mém. Soc. méd. des hôpit. 1893. S. 243.

v. Dungern, Cholecystitis typhosa. Münchner med. Wochenschr. 1897. S. 699.

Eccard, W., Zur Bekämpfung und Prophylaxe des endemischen Typhus, besonders in Irrenanstalten. Münchner med. Wochenschr. **3**. 1910.

Eckersdorf, Kasuistische Beiträge zum Vorkommen von Bacillen der Paratyphus-(Hogcholera-) Gruppe. Arbeiten a. d. Inst. f. exper. Therap. z. Frankfurt. 1908. Heft 4.

Ernst, T., Über einen anfangs atypischen Typhusstamm. Ebenda. Heft 4.

Exner und Heyrowsky, Wiener klin. Wochenschr. **7**. 1908.

Fischer, B., Zur Epidemiologie des Paratyphus. Festschr. z. 60. Geburtstage von R. Koch. S. 271.

Fornet, W., Über die Bedeutung und das Wesen der Opsonine. Zentralbl. f. Bakteriol. I. Abt. Ref. **44**. Beiheft. 1909.

— Über moderne Serodiagnostik; mit besonderer Berücksichtigung der Präcipitine und Opsonine. Münchner med. Wochenschr. **4**. 1908.

— Über die Baktericidie der Galle. Arch. f. Hyg. **60**. S. 134.

— Zur Epidemiologie des Typhus und Paratyphus. Münchner med. Wochenschr. **4**. 1910.

— Beiträge zur Physiologie der Typhusverbreitung. Zeitschr. f. Hyg. u. Infekt.-Krankh. 1909. Bd. 64.

— Zur Frage der Beziehung zwischen Typhus und Paratyphus. Arbeiten a. d. Kais. Gesundh.-Amte. **25**. 1907. S. 247.

Forster und Kayser, Über das Vorkommen von Typhusbacillen in der Galle von Typhuskranken und Typhusbacillenträgern. Münchner med. Wochenschr. **31**. 1905. S. 1473.

Friedel, Die Typhusuntersuchung des Laboratoriums der K. Regierung in Coblenz. Hygien. Rundschau. **16**. 1906. S. 5.

— Zur Kasuistik der Typhusträger. Zeitschr. f. Med.-Beamte. **6**. 1907.

— Typhushäuser. Zeitschr. f. Med.-Beamte. 1905. S. 38.

Frosch, P., Die Verbreitung des Typhus durch sogenannte „Dauerausscheider“ und „Bacillenträger“. Klin. Jahrb. **19**. 1908. S. 537.

— Über regionäre Typhusimmunität. Festschr. zum 60. Geburtstage von R. Koch.

Fürbringer und W. Stietzel, Über die Lebensdauer von Cholera- und Typhusbakterien in Spülgruben. Zeitschr. f. Hyg. **61**. 1908.

Gaethgens, W., Über Opsoninuntersuchungen bei Typhusbacillenträgern. Deutsche med. Wochenschr. **31**. 1909.

— Über einen Fall von Mischinfektion von Typhus und Paratyphus. Zentralbl. f. Bakteriol. I. Org.-Bd. **40**. 1906. S. 176.

Galvagno und Calderini, Lebensdauer und Virulenz der Typhusbacillen in Gruben, Tonnen und im Boden. Zeitschr. f. Hyg. **61**. S. 185.

Gärtner, Über Infektionen mit Typhus durch Quellen. Zentralbl. f. Bakteriol. I. Abt. Orig.-Bd. **64**. 1912. S. 214.

— Über Typhusbacillenträger. Korrespondenzbl. d. Allg. Ärztl. Ver. v. Thüringen. **3**. 1912.

Gilbert-Girodi, Semaine méd. 1893. S. 550.

— et Fournier, Compt. rend. Soc. biol. à Paris. 1896.

— et Dominici, Ebenda. 1894.

Grimme, Über die Typhusbacillenträger in den Irrenanstalten. Münchner med. Wochenschr. **1**. 1908.

— Ein unter dem Bilde der Weilschen Krankheit verlaufender Fall von Typhus, entstanden durch Autoinfektion von der Gallenblase her. Münchner med. Wochenschr. 1907. S. 1822.

Hailer und Rimpau, Versuche über Abtötung von Typhusbacillen im Organismus. Arbeiten a. d. Kais. Gesundh.-Amte. 1911. S. 409.

Hawkins, H. P., Natural history of ulcerative colitis and its bearing on treatment. Brit. Med. Journ. **1**. 1909. S. 765.

Hertel, Vierteljahresberichte der Untersuchungsanstalt in Landau.

Hetsch, Die Verbreitung übertragbarer Krankheiten durch sogenannte „Dauerausscheider“ und „Bacillenträger“. Sammelreferat. Zentralbl. f. Bakteriol. I. Referate. **43**. Nr. 6 bis 8. 1909.

Heuser, Atypische Bacillenruhr in einer Irren-Heil- und Pflegeanstalt. Deutsche med. Wochenschr. **39**. 1909.

Hilgermann, R., Über Bacillenträger beim Typhus. Klin. Jahrb. **19**. 1908. S. 462.

— Zur Therapie der Bacillenträger beim Typhus. Klin. Jahrb. **22**. 1910. S. 291.

Huismans, L., Über Typhusreinfektion. Münch. med. Wochenschr. **38**. 1909. S. 1956.

Hunner and Writer, Johns Hopkins Hosp. Bull. 1899.

Jordan, Russel and Zeit, The long activity of the typhoid bacillus in water. The Journ. of infect. dis. **1**. 1904. S. 641.

Kamm, Gefährdung des Typhusbacillenträgers durch die eigenen Bakterien. Münchner med. Wochenschr. **20**. 1909.

Karlinski, Zur Kenntnis der atypischen Typhusfälle. Wiener med. Wochenschr. **11**. 1891. S. 812.

Kayser, H., Über die Art der Typhusverbreitung in einer Stadt. Münchner med. Wochenschr. **21—22**. 1909.

— Über die Gefährlichkeit von Typhusträgern. Arbeiten a. d. Kais. Gesundh.-Amte. **24**. 1906. S. 176.

— Über Untersuchungen bei Personen, die vor Jahren Typhus durchgemacht haben, und die Gefährlichkeit von Bacillenträgern. Ebenda. **25**. 1907. S. 223.

— Milch und Typhusbacillenträger. Ebenda. **24**. 1907. S. 173.

Kehr und Neuling, 3 Jahre Gallensteinchirurgie. München 1908. Fall Nr. 82.

Kersten, H. E., Über die Haltbarkeit der Diphtherie- und Paratyphus B-Bacillen in der Milch. Arbeiten a. d. Kais. Gesundh.-Amte. **30**. 1909. S. 341.

Kirchner, M., Die Verbreitung übertragbarer Krankheiten durch sogenannte „Dauerausscheider“ und „Bacillenträger“. Klin. Jahrb. **19**. 1908. S. 471.

Klinger, Epidemiologische Beobachtungen bei der Typhusbekämpfung im Südwesten des Reiches. Arbeiten a. d. Kais. Gesundh.-Amte. **30**. 1909.

— Über Typhusbacillenträger. Ebenda. **24**. 1906. S. 91.

Kober, Zeitschr. f. Hygiene **31**. 1899. S. 433.

Koch, R., Deutsche med. Wochenschr. I. Bericht. 1899. S. 601; II. Bericht. Ebenda. 1900. S. 88; III. Bericht. Ebenda. 1900. S. 283; IV. Bericht. Ebenda. 1900. S. 394; V. Bericht. Ebenda. 1900. S. 451.

Konradi, D., Über die Lebensdauer pathogener Bakterien im Wasser. Zentralbl. f. Bakteriol. **36**. 1904. S. 203.

Kossel, H., Zur Verbreitung des Typhus durch Bacillenträger. Deutsche med. Wochenschr. **39**. 1907.

Kramer, Journ. of exp. Med. 9. März 1907.
Kruse, Deutsche med. Wochenschr. 1901. S. 370 und 386.
Kuhn, Gildemeister und Woithe, Über bakteriol. Beobachtungen bei Irren-Ruhr, insbesondere über die Erscheinungen der Paraagglutination. Arbeiten a. d. Kais. Gesundh.-Amte. **31**. S. 394.
Kühnau, Ein Fall von Septicaemie typhosa. Berliner klin. Wochenschr. 1900.
Küster, E., Ein Dysenteriebacillenträger. Münchner med. Wochenschr. **35**. 1908.
Lentz, O., Über chronische Bacillenträger. Klin. Jahrb. **14**. 1905. S. 475.
— Brunnen- oder Kontaktepidemie. Klin. Jahrb. **14**. 1905. S. 467.
— Die Bedeutung der Keimträger in Irrenanstalten. Zeitschr. f. Med.-Beamte. **1**. 1911.
Levy, E., und H. Kayser, Bakteriol. Befund bei der Autopsie eines Typhusbacillenträgers. Münchner med. Wochenschr. 1906. S. 2434.
— — Befunde bei der Autopsie eines Typhusbacillenträgers. Arbeiten a. d. Kais. Gesundh.-Amte. **25**. 1907. S. 254.
— — Über die Lebensdauer von Typhusbacillen, die im Stuhle entleert werden. Zentralbl. f. Bakteriol. I. Orig.-Bd. **33**. S. 489.
— und W. Gaethgens, Über die Beziehung des Paratyphus zum Typhus. Arbeiten a. d. Kais. Gesundh.-Amte. **25**. 1907. S. 254.
Lichwitz, Deutsch. Arch. f. klin. Med. **92**. 1907.
— Münchner med. Wochenschr. **12**. 1908.
Liebetrau, Die rechtliche Stellung der Typhusbacillenträger. Zeitschr. f. Med.-Beamte. **11**. 1906.
Liefmann, Beitrag zur Behandlung der Typhusbacillenträger. Münchner med. Wochenschr. **10**. 1909. S. 509.
Loele, Typhusbacillenträger u. Cholecystektomie. Deutsche med. Wochenschr. **33**. 1909.
Lorey, Über einen Fall von Cholecystitis paratyphosa. Münchner med. Wochenschrift. 1908. S. 15.
Luksch, Über eine Dysenterieepidemie. Wiener klin. Wochenschr. **28**. 1906.
Maldagne, L., Typhusbacillen in einem Ovarialkystom, nach Heilung des Typhus abdominalis. Zentralbl. f. Bakteriol. **38**. H. 4.
Matthes und G. Neumann, Eine Trinkwasserepidemie in S. Arbeiten a. d. Kais. Gesundh.-Amte. **24**. 1906. S. 116.
Mayer, Gg., Über Typhus, Paratyphus und deren Bekämpfung. Zentralbl. f. Bakteriol. I. Org.-Bd. **53**. S. 234.
Mayer, O., Epidemiologische Beobachtungen bei Typhus usw. Münchner med. Wochenschr. 1908. S. 1782.
— Zur Bekämpfung der Dauerausscheider von Typhusbacillen. Klin. Jahrb. **22**. 1910. S. 254.
Meunier, Le serodiagnostic dans un cas de Tuberculose aigue et fièvre typhoid associées. Bull. et mém. Soc. méd. des hôpit. de Paris. Séance de 7. Avril 1897.
Meyer und Ahreiner, Über typhöse Pyonephrose. Grenzgeb. d. Med. u. Chir. **19**. 1908. H. 3.
Minelli, Über „Typhusbacillenträger“ und ihr Vorkommen unter gesunden Menschen. Zentralbl. f. Bakteriol. I. Abt. Org.-Bd. **41**. S. 406.
Mohr, Über Infektionskrankheiten in Anstalten für Geisteskranke. Allg. Zeitschr. f. Psychiatrie und psychisch-gerichtl. Med. **66**. 1909. S. 192.
Mosebach, Über das Vorkommen von Typhusbacillen in von Typhusbacillenträgern benutzten Abortgruben. Zentralbl. f. Bakt. I. Org.-Bd. **52**. S. 170.
Naunyn, Klinik der Cholelithiasis. Leipzig 1882.
— Münchner med. Wochenschr. **40**. 1898.
Naunyn, Grenzgeb. d. Med. u. Chir. **4**. 1899.
Neufeld, Typhus. Handbuch der pathog. Mikroorganismen von Kolle und Wassermann. 2. S. 204.
Neumann, J., und E. Herrmann, Biologische Studie über die weibliche Keimdrüse. Wiener klin. Wochenschr. 1911. S. 411.
Niepraschk, Beitrag zur Kenntnis der Verbreitung des Typhus durch Dauerausscheider. Zeitschr. f. Hyg. **64**. 1909.

Nieter, Über das Vorkommen und die Bedeutung von Typhusbacillenträgern in Irrenanstalten. Münchner med. Wochenschr. **53**. 1907. S. 1622.

— und Liefmann, Über bemerkenswerte Befunde bei Untersuchungen auf das Vorhandensein von Typhusbacillenträgern in einer Irrenanstalt. Ebenda. **33**. 1906.

Park, Typhoid bacilli carriers (Journ. of the American med. Ass. **51**. 1908. Nr. 12.) Ref. Zentralbl. f. Bakteriol. **43**. 1909. H. 6 bis 8. S. 198.

Pawlowsky, Zeitschr. f. Hyg. u. Infekt.-Krankh. **33**. 1900.

Petruschky, Erfolgreiche Versuche zur Entkeimung von Bacillenträgern durch aktive Immunisierung und die hygienischen Konsequenzen. Deutsche med. Wochenschr. **28**. 1912. S. 1319.

Pfeiffer, L., Über Typhus, Typhusdiagnose und Typhusbekämpfung. Korrespondenzbl. d. allgem. Mecklenburg. Ärztevereins. **316**. S. 301.

Pfuhl, E., Vergleichende Untersuchungen über die Haltbarkeit der Ruhrbacillen und der Typhusbacillen außerhalb des menschlichen Körpers. Zeitschr. f. Hyg. u. Infekt.-Krankh. **40**. H. 3.

Pies, Untersuchungen über die Wachstumsgeschwindigkeit von Typhusbacillen in der Galle. Arch. f. Hyg. **62**. 1907. S. 107.

Raubitscheck, H., Zur Frage der fäkalen Ausscheidung darmfremder Bakterien. Virchows Arch. **209**. 1912. H. 2. S. 209.

Richter, Etwas über „Typhushäuser“ und „Typhushöfe“. Zeitschr. f. Med.-Beamte. 1904. S. 840.

Rosenthal, W., Bericht über die Tätigkeit des bakteriologischen Untersuchungsamtes am Institut für med. Chemie und Hygiene zu Göttingen im ersten Jahre 1905/06. Hygienische Rundschau. **16**. 1906. S. 993.

Scheller, R., Beiträge zur Typhusepidemiologie. Zentralbl. f. Bakteriol. **46**. S. 385.

Schittenhelm, A., und W. Weichardt, Der endemische Kropf. Berlin 1912.

Schlechtendal, Zeitschr. f. Med.-Beamte. 1903. S. 647.

Schöne, Münchner med. Wochenschr. **20**. 1908.

Schroeter, Beitrag zur Bedeutung der Typhusbacillenausscheider. Deutsche med. Wochenschr. **40**. 1912.

Scordo, F., L'infezione da paratifo B nelle capre Policlinico sez. medica. **18**. Nr. 4. S. 174.

Seige, Über Kontaktinfektion als Ätiologie des Typhus. Klin. Jahrb. **14**. 1905. S. 507.

Seitz, A., Bacillenträger als Infektionsquelle. Klin. Jahrb. **22**. 1910. S. 251.

Simon, Über Cholecystitis typhosa als Ursache chronischer Typhusbacillenausscheidung. Klin. Jahrb. **17**. 1907. S. 363.

Sobernheim, Gg., Bacillenträger. Berliner klin. Wochenschr. **33**. 1912.

Spoer, The work of a chronic typhoid germ distributor. Journal of Amer. Med. Ass. **48**. 1907. Nr. 24. Ref. Zentralbl. f. Bakteriol. I. Ref. **40**. 1907. S. 571.

Springer, Ein Fund von Bacillus paratyphi Typus A in der Gallenblase, nebst Einwirkung der Bakterien der Typhus coli-Gruppe auf verschiedene Zuckerarten. Zentralbl. f. Bakteriol. I. Org.-Bd. **60**. H. 1.

Thomas, Die Typhusuntersuchungen während des Jahres 1905/6. Klin. Jahrb. **17**. 1907. S. 207.

Trautmann, H., Bakterien der Paratyphusgruppe als Rattenschädlinge. Zeitschr. f. Hyg. u. Infekt.-Krankh. **54**. 1906. S. 104.

— A., Über Massenausstreuung von Bacillus enteriditis Gärtner. Arch. f. Hyg. **76**. 1912. S. 206.

Weichardt, W., Beitrag zur Lehre der Allgemeininfektion des Organismus durch Typhusbacillen. Zeitschr. f. Hyg. **36**. 1901. S. 440.

— Über die Verbreitung von Diphtheriebacillen durch leblose Gegenstände. Inaug.-Diss. Breslau 1900.

Wernicke, Die Typhusepidemie in der Stadt Posen im Jahre 1905. Klin. Jahrb. 1907. S. 163.